Geiger · Klessinger
Redder · Boger

Der Rücken-Doc: Wirbelsäulen-Arthrose

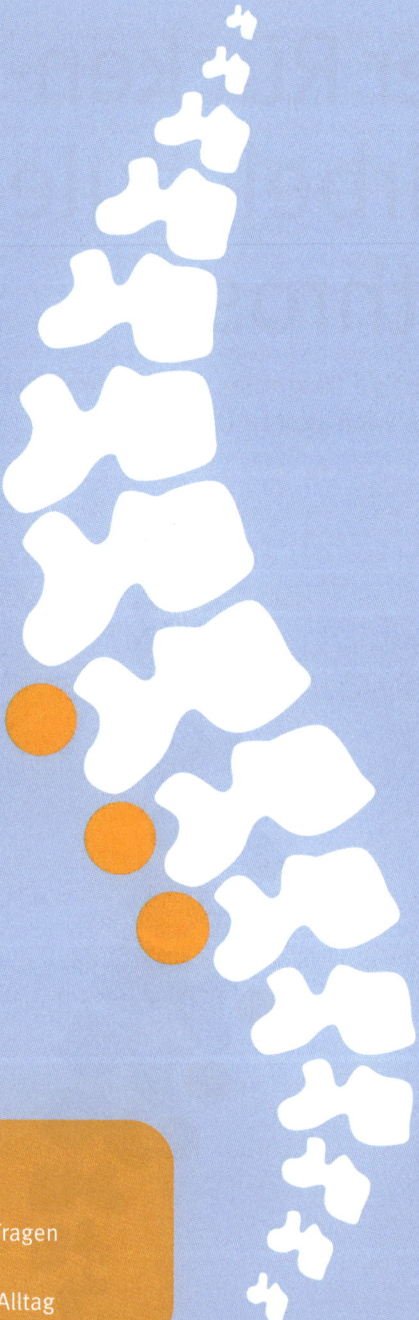

Exkurse

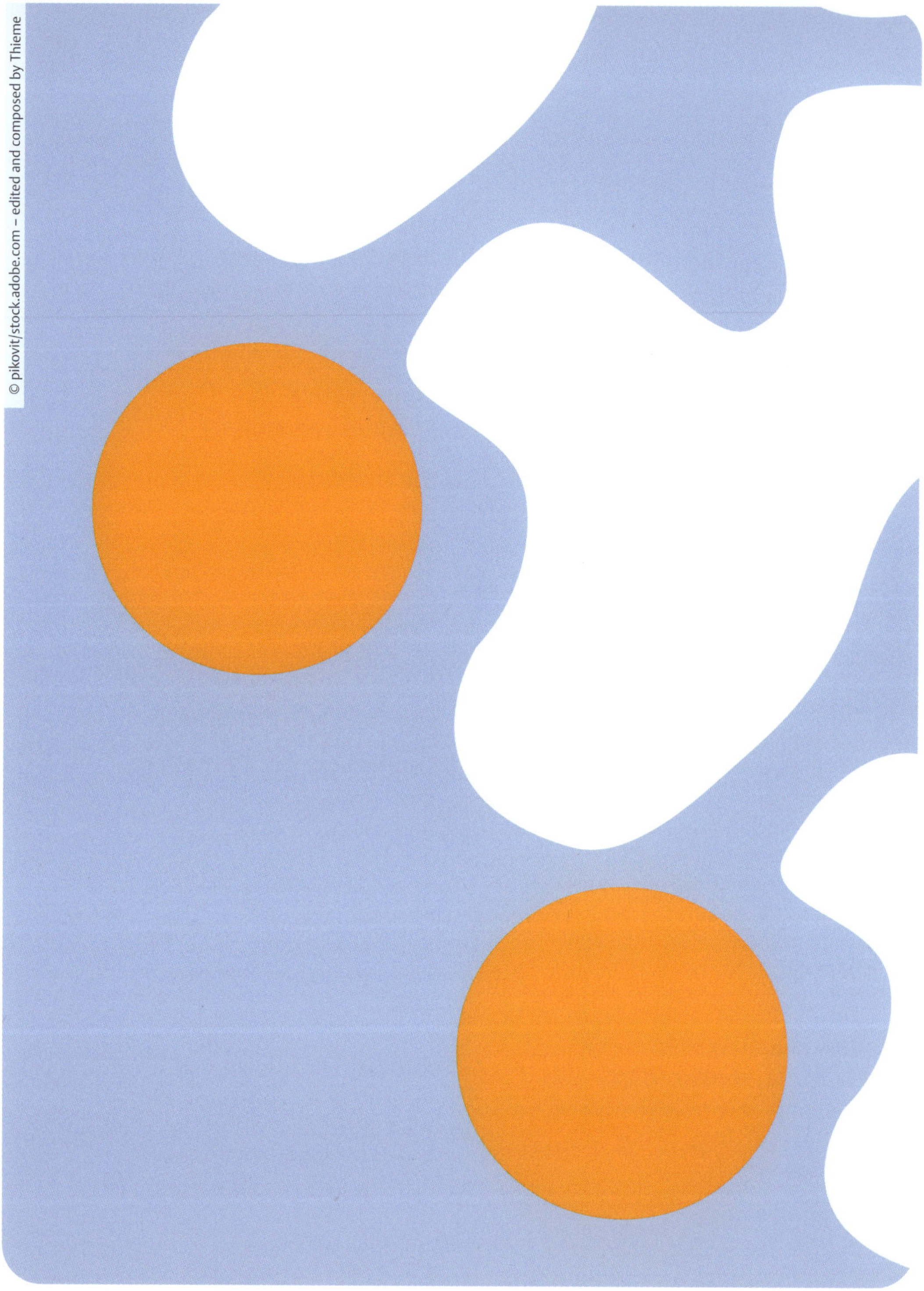

Liebe Leserinnen und Leser,

während Ihnen eine Arthrose an Hüft- und Kniegelenken wahrscheinlich ein Begriff ist, überraschte es Sie vielleicht, dass es sie auch an der Wirbelsäule geben kann. Die Arthrose betrifft nicht nur die Wirbelgelenke, sondern auch Bandscheiben, Wirbelkörper, umgebende Bänder und Muskulatur, Rückenmark und Nerven. Nicht zuletzt ist unsere Wirbelsäule auch für unsere aufrechte Haltung verantwortlich und die Erkrankung kann zu einer Veränderung der gesamten Statik führen.

All das muss bei der Behandlung berücksichtigt werden. Bevor diese beginnt, ist also eine genaueste Untersuchung notwendig. Da die Beschwerden von verschiedenen Faktoren abhängen können, kann es sein, dass durch die Therapie Beschwerden nicht ganz verschwinden. Das reicht oft aber, um die Lebensqualität zu verbessern.

Da man Abnutzungserscheinungen nicht rückgängig machen kann, ist das Ziel der Behandlung nicht die komplette Heilung, sondern, mit den Beschwerden im Alltag gut zurechtzukommen. Dazu gehören Eigenübungen, die die Muskulatur kräftigen und die Beweglichkeit verbessern können, aber auch kleine Eingriffe und letztlich auch die Operation.

Sie sollen durch dieses Buch ein besseres Verständnis für Ihre Probleme und die Zusammenhänge entwickeln und verstehen, wieso es nicht immer so einfach ist, die Ursachen der Beschwerden sofort zu eruieren und schnell zu therapieren. Zu guter Letzt sollen Sie durch Übungen in die Lage versetzt werden, Ihre Beschwerden selbst in den Griff zu bekommen und Ihre Lebensqualität trotz Arthrose zu erhalten.

Wir wünschen Ihnen viel Erfolg und eine Besserung Ihrer Beschwerden.
Florian Geiger, Stephan Klessinger, Andreas Redder, Raphael Boger

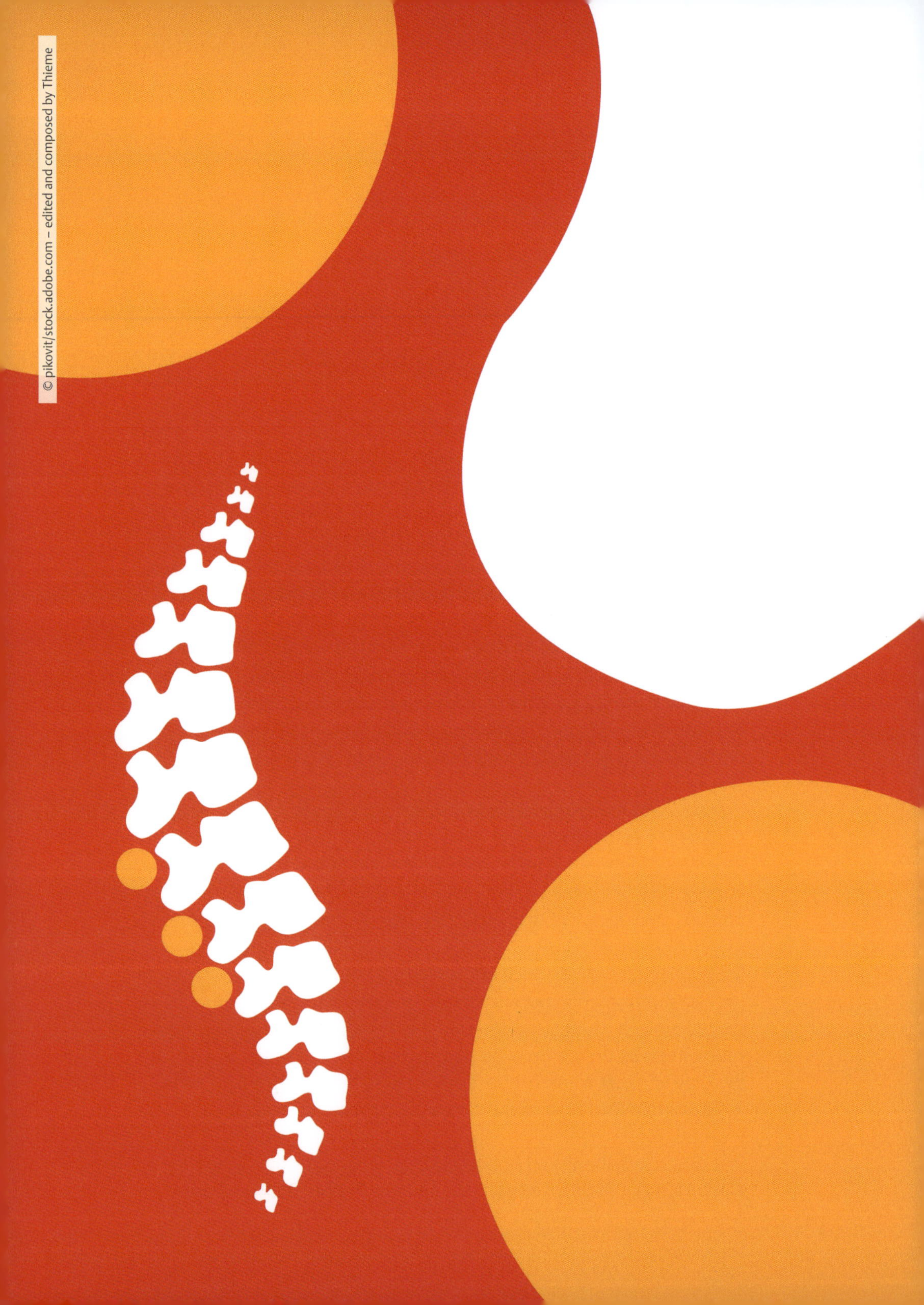

Wirbelsäulen-arthrose – was ist das?

Eine Arthrose der Wirbelsäule ist eine Folge von Abnutzung und Verschleiß. Was bedeutet das genau, warum kommt es dazu und wie sieht die Diagnostik aus?

Ein Blick auf die Anatomie der Wirbelsäule

Die Wirbelsäule muss unseren ganzen Körper stützen. Werfen wir erst einmal einen genaueren Blick auf dieses Zentrum unseres Skeletts, um es besser zu verstehen.

Die Wirbelsäule ist die zentrale Achse unseres Körpers, die tragende Säule. Ihre Aufgabe ist es, den Körper aufzurichten, zu stabilisieren und das Rückenmark zu schützen.

Schauen wir uns einmal ihre Einzelteile an: Sie besteht aus 24 beweglichen Bausteinen, den Wirbeln. Diese werden in verschiedene Regionen eingeteilt:

- Die 7 Halswirbelkörper (HWK 1 bis HWK 7) werden in der Fachsprache als »cervikal« bezeichnet und mit C 1 bis C 7 abgekürzt.
- Die 12 Brustwirbelkörper (BWK 1 bis BWK 12) nennen Fachleute »thorakal«, in der Kurzform Th 1 bis Th 12.
- Die 5 Lendenwirbelkörper (LWK 1 bis LWK 5) werden auch »lumbal« genannt, abgekürzt L 1 bis L 5.

Am Übergang zum Becken liegen Kreuz- und Steißbein. Das Kreuzbein besteht aus den 5 miteinander verwachsenen Wirbeln S 1 bis S 5. Es ist über die Kreuzdarmbeingelenke (Iliosakralgelenke, kurz ISG) im Becken eingepasst und überträgt so die Last des Körpers auf das Becken und die unteren Extremitäten. Weitere 4 oder 5 Wirbel, die ebenfalls miteinander verwachsen sind, bilden das Steißbein. Das Steißbein trägt keine Last und ist wahrscheinlich ein Überbleibsel aus früheren Zeiten, als wir wie andere Säugetiere noch Schwänze hatten.

Durch die unterschiedlichen Stellungen der Wirbelgelenke in den einzelnen Abschnitten erhält die Wirbelsäule die Form eines Doppel-S. In der Brustwirbelsäule findet sich eine sogenannte

Kyphose, eine Krümmung nach vorne. In Hals- und Lendenwirbelsäule haben wir dagegen je eine Lordose, eine Krümmung mit Öffnung in die andere Richtung, also nach hinten. Erst die Krümmungen versetzen die Wirbelsäule in die Lage, Belastungen abzufedern und auszugleichen. Eine gerade Wirbelsäule könnte keine Stöße abfedern und würde binnen kurzer Zeit verschleißen.

Bei unserer Geburt ist die Wirbelsäule noch C-förmig. Ihre endgültige Form und die Lordosen entwickeln sich erst, wenn wir anfangen zu krabbeln und später aufrecht zu gehen. Die Ausmaße der Krümmungen und die Rückenform sind individuell, aber es gibt gewisse Grenzen und Gesetzmäßigkeiten. Eine wesentliche Grundlage für die Form der Wirbelsäule bildet die Form des Beckens, auf der die Wirbelsäule aufbaut. Diese Form ist angeboren und verändert sich nicht mehr, wenn wir ausgewachsen sind. Durch Wachstumsstörungen und Verschleiß ist die Wirbelsäule aber Veränderungen unterworfen.

Das Bewegungssegment

Zwei aneinander angrenzende Wirbelkörper, die auf jeder Seite durch ein sogenanntes Facettengelenk (Seite 13) miteinander verbunden sind, bilden zusammen mit der dazwischenliegenden Bandscheibe ein Bewegungssegment. Jede Veränderung, die einen der Bewegungspartner betrifft, hat auch Einfluss auf andere Segmente. Wenn zum Beispiel die Bandscheiben durch Abnutzung an Höhe verlieren, haben die Facettengelenke nicht mehr den richtigen Abstand zueinander. Und eine Versteifung oder Blockierung der Gelenke führt zu einer Bewegungseinschränkung des Segments, wohingegen eine Instabilität im Bereich

Seitliche Darstellung der Wirbelsäule

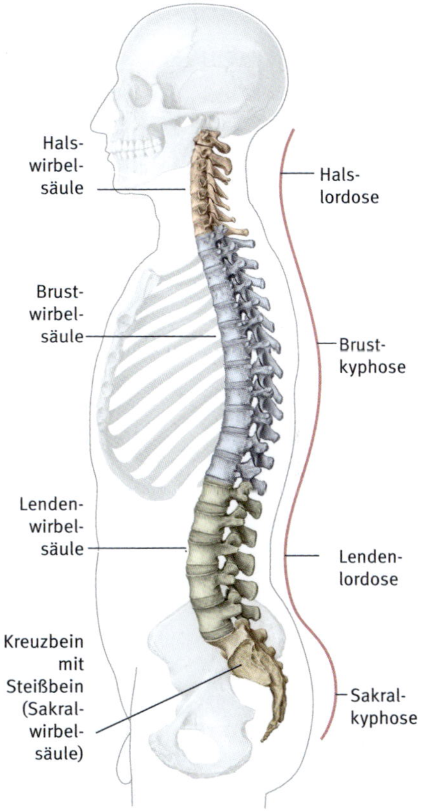

Schünke M, Schulte E, Schumacher U: Prometheus LernAtlas, Grafiken: Voll M und Wesker K; Thieme; 2018

der Gelenke zu einer Überlastung der dazugehörigen Bandscheibe führen kann.

Die Wirbel

Die Wirbel dienen der zentralen Nervenleitung des Körpers, dem Rückenmark, als knöcherner Schutz. Abhängig davon, in welchem Wirbelsäulenabschnitt sie sich befinden, unterscheiden sie sich in Größe und Eigenschaften. Die Wirbel bestehen aus einem Wirbelkörper, dem Wirbelbogen, den Wirbelgelenken und den -fortsätzen. Die Wirbelkörper liegen vorn und haben eine zylindrische Form. Sie tragen die Hauptlast. Die Größe der Wirbelkörper nimmt von der Halswirbelsäule bis zum Steißbein zu. Mit Ausnahme des 1. und 2. Halswirbels befindet sich zwischen zwei benachbarten Wirbelkörpern je eine Bandscheibe.

Ein Bewegungssegment der Wirbelsäule

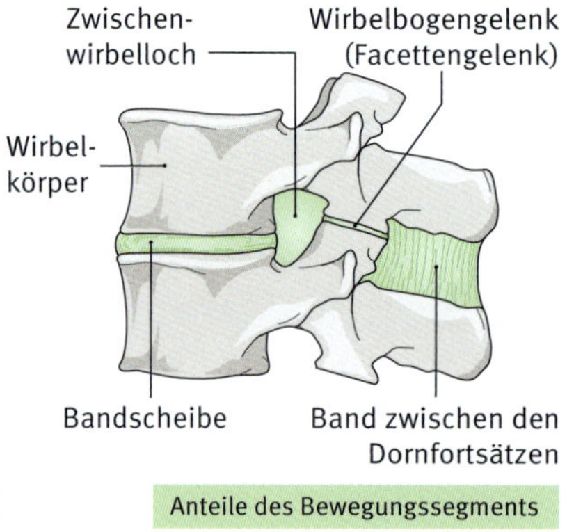

Schünke M, Schünke G. Gelenke und Bänder der Wirbelsäule. In: Faller A, Schünke M, Hrsg. Der Körper des Menschen. 19., überarbeitete Auflage. Stuttgart: Thieme; 2024

Die Wirbelkörper sind aus verschiedenen Schichten aufgebaut. Die äußere Knochenschicht (Kortikalis) ist hart und besonders stabil. Der obere Abschluss wird »Deckplatte«, der unter »Grundplatte« genannt. Grund- und Deckplatten grenzen unmittelbar an die dazwischenliegenden Bandscheiben.

Der innere Anteil des Wirbelkörpers dagegen besteht aus einem Gerüst von Knochenbälkchen, der wie ein Schwamm aufgebaut ist und in der Fachsprache »Spongiosa« genannt wird. Darin werden Mineralien wie Calciumphosphat gespeichert. Der Mineralgehalt spielt wortwörtlich eine tragende Rolle für die Stabilität des Knochens – je mehr Mineralien ein Knochen enthält, desto fester und dichter ist er. Seine Stabilität hängt aber auch von der Form und Dichte der Spongiosa im Inneren ab. Im Wirbelkörper befindet sich rotes Knochenmark, in dem Blutzellen gebildet werden. Die Wirbelkörper sind mit zahlreichen Adern durchzogen und daher gut durchblutet.

Von den Wirbelbögen gehen Knochenfortsätze ab: die beiden Querfortsätze und der Dornfortsatz. Diese dienen einerseits der Stabilisierung der Wirbelsäule und andererseits bilden sie Ansatzpunkte für die Muskeln und Sehnen, die die Wirbel verbinden und den Rumpf halten und bewegen. Zwei weitere Knochenfortsätze bilden jeweils ein Gelenk mit dem nächsten Wirbel.

Wie beweglich ist so ein Bewegungssegment?

Das Maß seiner Beweglichkeit ist unter anderem von der Stellung der Facettengelenkflächen im Raum abhängig: Im Bereich der Halswirbelsäule stehen die Gelenkflächen nahezu waagrecht, während sie an der Brustwirbelsäule dachziegelartig und an der Lendenwirbelsäule senkrecht stehen. Die größten Bewegungsmöglichkeiten bestehen in der Hals- und in der Lendenwirbelsäule, während im Bereich der Brustwirbelsäule die Beweglichkeit zudem durch die Rippen und den Brustkorb eingeschränkt ist. Deshalb sind Abnutzungserscheinungen dort auch seltener als an Hals- und Lendenwirbelsäule.

Die Gelenke

Die Gelenke, die zwei Wirbel verbinden, werden oft als Facettengelenke oder auch als Zwischenwirbelgelenke bezeichnet. Sie liegen hinter dem Rückenmarkskanal, weshalb man auch von der hinteren Säule spricht. Der Aufbau dieser Gelenke ist ähnlich wie bei anderen großen und kleinen Gelenken im Körper wie Hüft-, Knie- oder Fingergelenken: Sie bestehen aus zwei kommunizierenden Gelenkflächen, die mit Knorpel überzogen sind, haben eine Gelenkkapsel und ebenfalls Gelenkflüssigkeit. Zusammen mit den Bandscheiben sorgen die Zwischenwirbelgelenke für Beweglichkeit im jeweiligen Wirbelsäulenabschnitt. Wie schon gesagt, bildet eine Einheit aus zwei Wirbelkörpern, einer Bandscheibe und zwei Zwischenwirbelgelenken ein Bewegungssegment.

Im Bereich des Beckens befindet sich das Kreuzdarmbein- oder Iliosakralgelenk (kurz ISG). Mit einer Gelenkfläche von etwa 18 Quadratzentimetern ist es das größte und längste Gelenk der Wirbelsäule.

Anatomie eines Facettengelenks

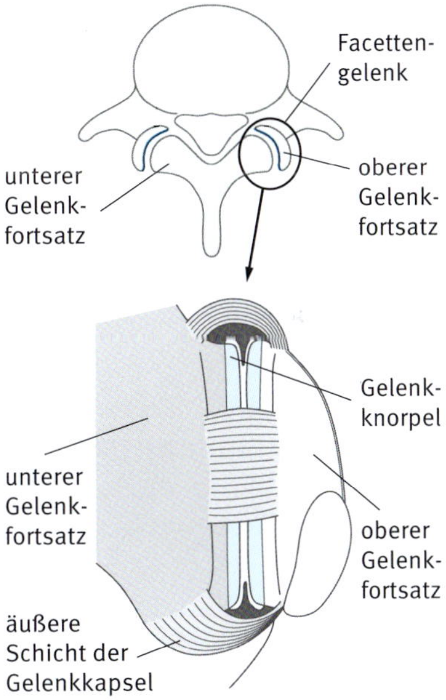

Diemer F, Sutor V. Anatomie. In: Diemer F, Sutor V, Hrsg. Praxis der medizinischen Trainingstherapie I. 4., unveränderte Auflage. Stuttgart: Thieme; 2023

Der Wortteil »Iliosakral« setzt sich zusammen aus lat. sacrum (Kreuzbein) und ilium (Darmbein). Diese beiden Knochen verbinden die Wirbelsäule mit dem Becken. In der medizinischen Fachsprache wird es manchmal auch Sacroiliakalgelenk genannt (und wird dann SIG statt ISG abgekürzt). Über dieses Gelenk werden das Gewicht und die Kräfte vom Oberkörper auf die Beine und umgekehrt übertragen.

Anatomisch ist auch dieses Gelenk so aufgebaut wie jedes andere Gelenk im Körper – mit zwei einander gegenüberliegenden Gelenkflächen, die mit Knorpel überzogen sind, einer Gelenkkapsel und stabilisierenden Bändern. Zwei besondere Merkmale sind die Verzahnung der Gelenkflächen und der besonders stark ausgeprägter Bandapparat. Dieser Halteapparat schränkt zwar die Beweglichkeit sehr stark ein, ist aber wichtig, um im Stand ein Abkippen des Kreuzbeins in die Beckenhöhle zu verhindern.

Wie alle anderen Gelenke im Körper auch, sind die Zwischenwirbel- und die Kreuzdarmbeingelenke mit Knorpel überzogen, der sich im Laufe des Lebens abnutzen und verschleißen kann.

Das Iliosakralgelenk mit Bandapparat, Horizontalschnitt durch das Becken

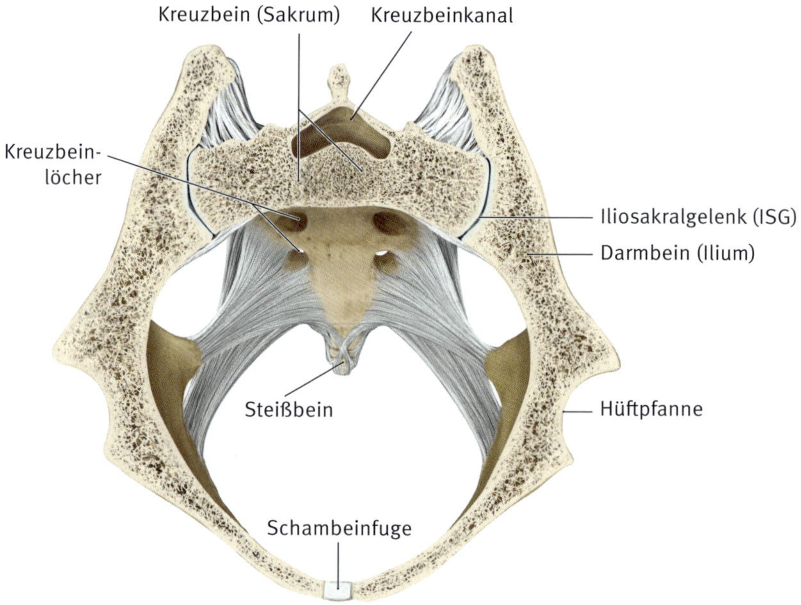

Die Bandscheiben

Jeder Wirbel vom 2. Halswirbel bis zum Kreuzbein wird von dem darauffolgenden durch einen elastischen Puffer getrennt: die Bandscheibe. 23 Bandscheiben dämpfen die Stöße und andere Belastungen, denen die Wirbelsäule ausgesetzt ist.

Zwischen dem 1. und 2. Halswirbel und zwischen Kopf und 1. Halswirbel gibt es keine Bandscheiben. Deshalb sind es zwar 25 Bewegungssegmente, aber nur 23 Bandscheiben. Die Bandscheiben sind quasi mit Flüssigkeit gefüllte Faserringe. Die gallertartige Masse im Inneren ähnelt der Flüssigkeit im Augapfel und besteht vor allem aus Wasser. Im Laufe des Lebens verlieren wir einen Teil dieses Wassers. Das ist einer der Gründe dafür, dass wir mit den Jahren kleiner werden.

Rückenmark und Rückenmarkskanal

Das Rückenmark gehört zu den besonders empfindlichen Strukturen unseres Körpers. Dort verläuft ein Großteil

Gibt es überhaupt so etwas wie »Bandscheibenschmerzen«?

Viele Beschwerden im Bereich des Rückens, die wir gerne »der Bandscheibe« anlasten, haben ganz andere Ursachen, denn die Bandscheibe selbst hat kaum Nerven und kann daher normalerweise keine Schmerzen verursachen. Oft lassen sich diese Beschwerden auf einen der folgenden Gründe zurückführen:

Bandscheibenvorfall

Eine Bandscheibe kann so verformt sein, dass sie sich in den Wirbelkanal vorwölbt und auf eine der zwischen den Wirbeln austretenden Nervenwurzeln drückt. Oder der Faserring ist so beschädigt, dass der weiche Gallertkern aus einer Bandscheibe in den Wirbelkanal quillt und dort die Nervenwurzeln reizt. In einem solchen Fall kann man den Teil, der aus einer Bandscheibe ausgetreten ist, entfernen. Man spricht von einer »Sequestrektomie« (Bandscheibenoperation).

Bandscheibendegeneration

Auch die Bandscheiben sind Alterungsprozessen unterworfen (Seite 18).
Da mit der Bandscheibendegeneration meist auch eine Degeneration und Arthrose der Facettengelenke einhergeht, also das gesamte Bewegungssegment mitsamt der angrenzenden Muskulatur und zudem oft mehrere Segmente betroffen sind, ist es oft schwer zu verorten, was genau die Schmerzen verursacht.

Erkrankungen durch Abnutzung

Arthrose ist eine Abnutzungserscheinung. Welche Formen der Degeneration an der Wirbelsäule es gibt und wie sie entstehen, schauen wir uns hier an.

Eine kurze Begriffserklärung: Alle Veränderungen durch Abnutzung (Degeneration) an der Wirbelsäule werden als Spondylose bezeichnet. Eine Arthrose liegt dann vor, wenn sich der Gelenkknorpel von Gelenken durch Abnutzung und Verschleiß zurückbildet. An der Wirbelsäule wäre das also eine Facettengelenksarthrose, auch Spondylarthrose genannt. Die Degeneration der Bandscheiben dagegen nennt man Chondrose bzw. Osteochondrose, wenn die benachbarten Wirbelkörper mit betroffen sind.

Um die Wirbelsäulenarthrose von anderen degenerativen Veränderungen der Wirbelsäule unterscheiden zu lernen, geben wir hier einmal einen Überblick über die verschiedenen Formen.

Die Bandscheibendegeneration (Chondrose)

Die Bandscheibendegeneration ist zwar keine Arthrose, aber eine degenerative Veränderung der Wirbelsäule. Wie alle beweglichen Teile des Körpers sind die Bandscheiben dem Verschleiß unterworfen. Sie verlieren mit dem Alter an Flüssigkeit und Elastizität und damit einen Teil ihrer Pufferwirkung. Gleichzeitig kommt es zur Bildung von kleinen Rissen. In einem solchen Fall kann eine Bandscheibe selbst die Schmerzursache sein, ohne dass sie auf die angrenzenden Nervenwurzeln drückt. Die Bandscheibe selbst wird durch die Abnutzung flacher, sodass auch die angrenzenden Facettengelenke nicht mehr richtig zueinanderstehen. Das wiederum kann zu Blockierungen, Schmerzen und zunehmender Facettengelenksarthrose führen. Mit zunehmendem Höhenverlust verlieren die Bandscheiben auch ihre Pufferwirkung, die angrenzenden Wirbel sind dadurch stärkerem Druck ausgesetzt oder reiben sogar aneinander. Im MRT (Seite 42) sieht man dann ein Knochenödem, d. h. Flüssigkeitsansammlungen in den angrenzenden Grund- und Deckplatten (Seite 12) der Wirbelkörper. Sie sind die Folge einer Reizung, werden aber oft fälschlicherweise als »Entzündung« bezeichnet. Es ist aber keine Entzündung, die durch Bakterien verursacht wird, sondern eine Entzündungsreaktion des Körpers als Antwort auf die Reizung. Infolge der weiteren Degeneration sieht man Fetteinlagerungen und später auch Verformungen der Wirbel.

Das alles schränkt mit der Zeit die Beweglichkeit ein und die Bandscheiben versteifen. Problematisch ist, dass diese Einsteifung nicht in der natürlichen Stellung erfolgt und es so zu einer Änderung der Statik (Seite 26) kommt – das heißt, die Körperhaltung verändert sich.

Da die Bandscheiben im vorderen Teil des Bewegungssegmentes liegen, kann es vor allem auch im vorderen Teil der Bandscheiben zu einem Höhenverlust kommen, während der hintere Anteil mit den Gelenken seine Höhe behält. Die ursprüngliche, natürliche Krümmung der Lendenwirbelsäule, die Lordose, verschwindet nach und nach und die gesamte Wirbelsäule kippt immer weiter nach vorne. Man spricht dann von einer zunehmenden Entlordosierung oder gar Kyphosierung.

Bandscheibendegeneration (Osteochondrose) in der unteren Lendenwirbelsäule, seitliche Ansicht. Die vorletzte Bandscheibe hat deutlich an Höhe verloren, die benachbarten Wirbel und das Gelenk zeigen keine glatten Kanten mehr, der Knochen ist in der Umgebung heller.

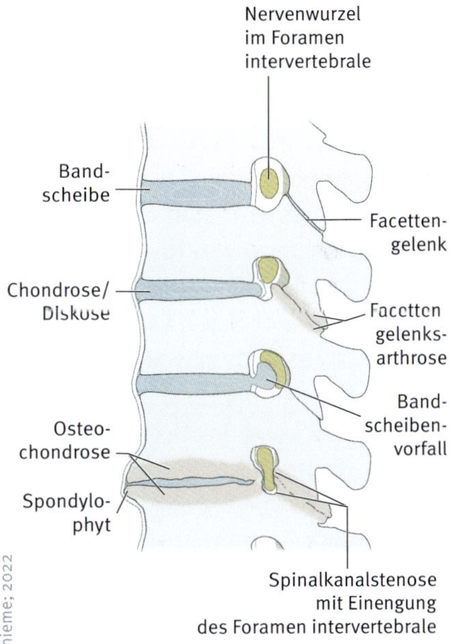

Schünke M, Schulte E, Schumacher U. PROMETHEUS LernAtlas, Grafiken: Voll M, Wesker K; Thieme; 2022

Die Facettengelenks- arthrose

Eine Facettengelenksarthrose ist eine Folge von Belastung und Stress, denen die Gelenke im Laufe des Lebens ausgesetzt sind. Diese lebenslange mechanische Belastung führt zu Verschleißerscheinungen im Gelenk mit Abnutzung des Gelenkknorpels, zu Gelenkverdickung und schließlich zu einer eingeschränkten Beweglichkeit. Deshalb nimmt ihre Häufigkeit im Laufe des Lebens zu und es ist typisch, dass die Knorpelschicht in den Gelenken spätestens ab dem 5. Lebensjahrzehnt dünner wird. Mehr Belastung für die Gelenke bedeutet früher einsetzende und ausgeprägtere Arthrose.

Wie kommt es zu den Veränderungen?

Durch häufige Belastung und wiederholten Stress kann es zu Gewebeschäden an den knöchernen Gelenkanteilen kommen, was zu einer Instabilität des Gelenks führen kann. Der Körper versucht, dem entgegenzuwirken, indem er das Bewegungssegment durch knöcherne Anbauten stabilisiert. Letztendlich entsteht dadurch häufig eine für die Arthrose typische Verdickung des Gelenkes mit einer reduzierten Beweglichkeit bis hin zur Versteifung des Bewegungssegments. Betroffen sind vor allem die Halswirbelsäule und noch häufiger die untere Lendenwirbelsäule, da hier die mechanische Belastung am größten ist.

Worin kann eine mechanische Belastung bestehen?

Häufiges schweres Heben oder Zwangshaltungen und monotone Bewegungsabläufe können eine Belastung darstellen. Zum Beispiel ist langes Sitzen in immer der gleichen Position, wie beim Autofahren, für die Lendenwirbelsäule anstrengend und Bildschirmarbeit mit immer der gleichen Kopfhaltung für die Halswirbelsäule ebenso eine große Belastung. Bei angelehntem Sitzen (auf einem tiefen Sofa, im Auto oder auf dem Schreibtischstuhl) ist die Muskulatur entspannt und bietet daher wenig Unterstützung, obwohl die Wirbelsäule einer großen axialen Beanspruchung ausgesetzt ist.

Wesentlich für die Entstehung einer Facettengelenksarthrose sind auch die verschleißbedingten (degenerativen) Veränderungen an den Bandscheiben, durch die die Bandscheiben flacher werden. Eine asymmetrische Belastung der Wirbelsäule, z. B. durch eine Verkrümmung der Wirbelsäule (Skoliose, Seite 35), kann ebenfalls zu einer stärkeren Abnutzung und Arthrose führen. Auch ein Bandscheibenvorfall kann eine ungleiche Belastung bedeuten, denn dieser tritt häufig einseitig auf, sodass auch die Veränderungen in den Bandscheiben und die Höhenminderung nicht seitengleich sind. Das schafft eine neue mechanische Situation für die Gelenke. Letzten Endes entsteht dadurch eine vorübergehende ungleiche Belastung beider Gelenke, z. B. auch durch das Laufen mit Krücken nach

Belastung durch Körpergewicht

Das schwere Heben bei der Arbeit oder beim Sport wird oft als Ursache für vorzeitigen Verschleiß vermutet. Allerdings ist man dem nur zeitlich begrenzt ausgesetzt. Das Körpergewicht dagegen spielt für die Belastung entlang der Wirbelsäule eine große Rolle, man hat es den ganzen Tag lang dabei. Wenn Sie schon einmal auf einer Wanderung einen 10 Kilo schweren Rucksack mit sich herumgetragen haben, können Sie sich vorstellen, was eine solche Mehrbelastung über Jahre und tagtäglich bedeutet. Eine kräftige Rückenmuskulatur kann einer Belastung der Wirbelsäule entgegenwirken. Deswegen haben Arbeiter und Sportler, die ihren Körper regelmäßig belasten, weniger Probleme als Menschen, die dieselbe Arbeit (z. B. Gartenarbeit) nur ausnahmsweise verrichten. Und wenn im Alter die Muskulatur schwächer wird, kann das Gewicht nicht mehr so gut toleriert werden wie in jungen Jahren.

einer Hüft- oder Knieoperation oder nach einer Fußverletzung.

Ein weiterer Schwachpunkt können auch Bindegewebe und Bänder sein, von denen die Wirbelsäule zusätzlichen Halt bekommt. Die Straffheit der Bänder und somit der normale Bewegungsumfang der Wirbelsäule ist bei jedem Menschen anders und teils familiär und genetisch mitbedingt. Eine Hypermobilität, also eine zu große Beweglichkeit, kann für die Gelenke eine zusätzliche Belastung darstellen und auch der Hormonstatus und die Knochendichte können eine Rolle spielen.

Natürlich kann auch eine vorangegangene Verletzung der Gelenke (z. B. nach einem schweren Unfall) zu Schmerzen und einer symptomatischen Arthrose führen. Die am Gelenk beteiligten Knochen können brechen und Einrisse in der Gelenkkapsel oder Einblutungen in das Gelenk sind möglich. Durch einen Wirbelbruch ändert sich häufig die Krümmung der Wirbelsäule (Lordose und Kyphose) und die Höhe des Wirbelkörpers nimmt ab. Das wiederum kann eine verstärkte mechanische Belastung und Schmerzen der Facettengelenke bedingen.

Was auch zu einer Facettengelenksarthrose und zu Schmerzen führen kann sind rheumatische Erkrankungen und angeborene Veränderungen. Allerdings machen diese morphologischen Veränderungen, die gut im Röntgen oder im MRT sichtbar sind, nicht zwangsläufig Beschwerden oder Schmerzen. Erst wenn es an einem oder mehreren von Arthrose betroffenen Gelenken, z. B. durch eine vermehrte Belastung, Überbeanspruchung, Stress oder Fehlhaltung, zu einer Entzündungsreaktion (Arthritis) kommt, entstehen Schmerzen und eine Bewegungseinschränkung mit Auswirkungen auf die Rückenmuskulatur.

Mögliche Folgebeschwerden

Neben den Beschwerden, die durch die Arthrose selbst verursacht werden, kann die Facettengelenksarthrose weitere sekundäre Probleme verursachen. In der Regel kommt es dann zu einer Bewegungseinschränkung, teilweise auch zur Fehlstellung der betroffenen Bewegungssegmente. Dadurch können auch die angrenzenden Segmente einer zunehmenden Belastung ausgesetzt sein. Das kann dazu führen, dass eine Nervenwurzel komprimiert wird oder eine Spinalkanalstenose entsteht. Eine Arthrose im Facettengelenk verursacht gelegentlich die Bildung von flüssigkeitsgefüllten Zysten, die ebenfalls auf die Nervenwurzeln drücken können.

Kommt zu der Arthrose der Gelenke noch ein Spannungsverlust in den Bandscheiben hinzu, kann das ganze System an dieser Stelle instabil werden. Die Folge kann dann ein Gleitwirbel sein. Dabei verschieben sich die Wirbel gegeneinander – eine Bewegung, die es normalerweise nicht gibt. Man nennt diesen Zustand Spondylolisthese, abgekürzt oft Olisthese. Um sie vom tatsächlichen Wirbelgleiten bei Kindern, das durch eine Knochenlücke zwischen Wirbelbögen verursacht wird, zu unterscheiden, wird diese degenerative Instabilität auch Pseudolisthesis genannt. Verschieben sich zwei Wirbel dann gegeneinander, kann das den Rückenmarkskanal einengen und eine Spinalkanalstenose verursachen oder verschlimmern.

Die Spinalkanalstenose

Eine mögliche Folge einer Bandscheibenabnutzung und Arthrose der Facettengelenke ist die Einengung (Stenose) des Spinalkanals. Denn wenn die Bandscheiben an Spannung verlieren, kann sie den Spinalkanal durch eine Vorwölbung einengen. Durch den Spannungsverlust schnurren auch die elastischen Bänder, die rund um den Spinalkanal aufgespannt sind, zusammen und sind dadurch dicker als im gespannten Zustand (Seite 45). Die Beschwerden bessern sich beim Nachvorneneigen, denn dann spannen sich die Bänder wieder an und der Kanal weitete sich etwas. Betroffene berichten deshalb oft, dass sie zwar beim Gehen Beschwerden haben, beim Fahrradfahren oder wenn sie sich am Einkaufswagen abstützen können, aber nicht.

Die Arthrose der Facettengelenke verursacht durch die schon beschriebenen Knochenanbauten (Seite 20) eine Verdickung. Ähnlich wie an den Fingergelenken, die durch eine Arthrose mit der Zeit so dick werden, dass Ringe nicht mehr darüber passen, kann eine Arthrose an den Facettengelenken dazu führen, dass die vorbeilaufenden Nervenbahnen keinen Platz mehr haben und abgedrückt werden. Passiert das im Bereich der Lendenwirbelsäule, spüren das die Betroffenen an einem Schweregefühl in den Beinen. Sie gehen dann typischerweise etwas nach vorne gebeugt und müssen sich nach einiger Zeit hinsetzen, um sich nach vorne gebeugt auszuruhen, bevor sie weitergehen können. Im Bereich der Halswirbelsäule kann sich eine Verdickung in einer Ausstrahlung in die Arme und auch in einer Einengung des Rückenmarks und damit in Gangunsicherheit, Einschränkungen und Schmerzen am ganzen darunterliegenden Körper äußern.

Als weiteres Problem ist möglich, dass sich ein Erguss (eine Flüssigkeitsansammlung) in den Gelenken bildet. Ein Gelenkerguss ist die Folge einer Reizung der Gelenkinnenhäute. Wenn man z. B. auf das Knie fällt oder dort eine Arthrose hat, kann das Knie dick werden. Genauso kann dies auch an den Wirbelgelenken passieren. Ein ständiger Erguss kann zu einer Ausstülpung (Zyste) der Gelenksinnenhaut, die mit Gelenkflüssigkeit gefüllt ist führen.

Kernspintomographie (MRT) einer Spinalkanalstenose zwischen 3. und 4. Lendenwirbel. Links: in Seitenansicht, rechts: im Querschnitt

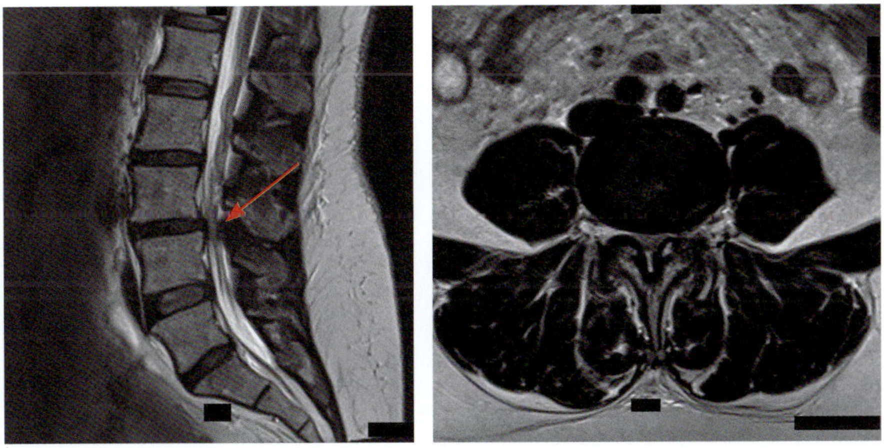

Heider F C, Siepe C J. Die lumbale Spinalkanalstenose. Orthopädie und Unfallchirurgie up2date 2024; 19(06): 561–583. doi:10.1055/a-2343-8566

Die ISG-Arthrose

Das Iliosakralgelenk (ISG) ist die bewegliche Verbindung zwischen Kreuzbein und Beckenknochen (Seite 13). Es kann sich nur um wenige Millimeter bewegen, denn sein Bewegungsumfang wird durch einen komplexen Bandapparat eingeschränkt. Die Hauptaufgabe des Gelenks ist es, Rotationskräfte im Beckenring zu verringern und Kräfte von der Wirbelsäule an das Becken und die Beine weiterzuleiten. Damit kommt es auch am Iliosakralgelenk im Laufe des Lebens zu Verschleiß und Abnutzung. Wie bei anderen Arthrosearten auch, wird die Knorpelschicht dünner und es bilden sich abstützende knöcherne Anbauten.

Strukturelle Veränderungen des Gelenks, die zu einer vergrößerten oder verminderten Beweglichkeit (Hyper- oder Hypomobilität) führen, können Schmerzen hervorrufen. Eine Arthrose, die durch Degeneration im Laufe des Lebens entstanden ist, führt bei älteren Patientinnen und Patienten häufig dazu, dass das Gelenk weniger beweglich ist. Dagegen kommt es während der Schwangerschaft manchmal zu einer Hypermobilität, also zu einer größeren Beweglichkeit. Auch nach einer Versteifungsoperation an der unteren Lendenwirbelsäule wird das Iliosakralgelenk mehr belastet, was Schmerzen verursachen kann. Ist der Körper nicht ganz symmetrisch, zum Beispiel wenn die Beine verschieden lang sind oder die Wirbelsäule bei einer Skoliose verkrümmt ist, ist auch die Belastung asymmetrisch und stärker. Das kann ebenfalls eine Arthrose begünstigen. Auch Verletzungen des Gelenkes können eine Fehlbelastung und Schmerzen verursachen.

Eine ISG-Arthrose tritt typischerweise bei älteren Patientinnen und Patienten durch Verschleiß und Abnutzung auf. Aber auch junge Menschen können unter Schmerzen leiden, die vom Iliosakralgelenk ausgehen. Diese Schmerzen sind in der Regel aber nicht auf eine Arthrose, sondern auf eine entzündliche Erkrankung, eine Sakroiliitis, zurückzuführen. Eine Sakroiliitis gehört zu den Rheumatischen Erkrankungen und tritt z. B. im Rahmen eines Morbus Bechterew oder einer Psoriasisarthritis auf. Sie darf nicht mit einer Arthrose des Iliosakralgelenks verwechselt werden.

Der Muskelabbau (Sarkopenie)

Das Wort Sarkopenie (von griech. sarx »Fleisch« und penie »Mangel«) bezeichnet den fortschreitenden Verlust an Skelettmuskelmasse, der die gesamte Muskulatur betrifft. Es kommt zu einem fettigen Umbau mit Verlust aktiver Muskelfasern und dadurch bedingter Funktionsstörung der Muskulatur. Dadurch verliert die Muskulatur die Möglichkeit, ihre Kraft zu entfalten, und kann auch nicht mehr trainiert werden.

Ein Grund für den Muskelabbau ist der natürliche Alterungsprozess, denn mit zunehmendem Alter nimmt die Muskelmasse natürlicherweise ab. Aber auch die Ernährung mit einer zu geringen Proteinzufuhr sowie Bewegungsmangel bzw. ein sitzender Lebensstil können einen Beitrag leisten. Auch Veränderungen des Hormonspiegels, wie z. B. der Rückgang von Testosteron und Wachstumshormonen, kann eine Rolle spielen. Darüber hinaus erhöhen letztlich auch chronische Erkrankungen wie Diabetes mellitus, Herz-Kreislauf- oder entzündliche Erkrankung das Risiko für das Entstehen einer Sarkopenie.

Der Muskelabbau führt zu einem Kraftverlust, was Aktivitäten im Alltag erschwert. Das Risiko von Stürzen und Verletzungen ist erhöht, wenn der Körper aufgrund der verminderten Muskelmasse und -kraft nicht mehr ausreichend gestützt wird. Diese Einschränkungen in der Mobilität und Funktionalität vermindern die Lebensqualität der Betroffenen, und die geschwächte Muskulatur führt zu weiteren Erkrankungen und Beschwerden: Durch die Abnahme der Muskelaktivität fehlt ein positiver Reiz auf den Knochen, was die Entstehung einer Osteoporose begünstigen kann. Die Abschwächung der Muskulatur führt am Rumpf nachweislich zu einer Zunahme von Rückenschmerzen, da durch die reduzierte Muskelarbeit die aktive Stabilisierung an der Wirbelsäule zu gering ist.

MRT-Bilder. Links: gute ausgebildete Rückenmuskulatur im Bereich der Lendenwirbelsäule. Rechts: ausgeprägter Muskelschwund, Ersatz des Muskelgewebes durch Fettgewebe (hellgrau). Es sind lediglich ca. 30 % der ursprünglichen Muskulatur noch vorhanden.

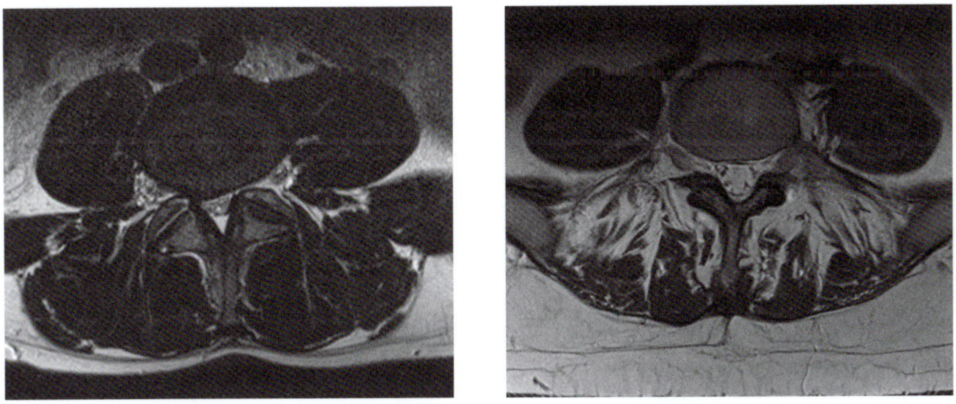

Um einer Sarkopenie vorzubeugen bzw. diese zu behandeln, ist es wichtig, frühzeitig Maßnahmen zu ergreifen. Die Muskelgesundheit muss mit einer proteinreichen Ernährung und genug Nährstoffen unterstützt werden. Das Wichtigste für den Erhalt und Wiederaufbau der Muskelmasse und -kraft ist regelmäßige körperliche Aktivität, insbesondere Kraft- und Ausdauertraining, Die Weltgesundheitsorganisation (WHO) empfiehlt für Erwachsene 90 Minuten Ausdauer- und 90 Minuten Krafttraining pro Woche, verteilt auf 3–4 Tage.

Die Veränderung der Statik

Unser Körper ist so gebaut, dass wir mit möglichst geringer Kraftanstrengung aufrecht stehen können. Damit das möglich ist, müssen wir insgesamt im Lot stehen und die Kräfte, die auf die Vorder- und Rückseite des Körpers wirken, müssen einigermaßen gleichmäßig verteilt sein. Man kann sich das wie bei einem Segelschiff vorstellen, bei dem der Mast senkrecht steht und die Takelage nur dazu dient, ihn im Lot zu halten.

Im Laufe eines Lebens ändert sich aber die Statik des Körpers. Er kippt durch Abnutzungserscheinungen im Bereich der vorne gelegenen Bandscheiben nach vorne und es kommt zu einer Kyphosierung (wie in Abschnitt »Die Bandscheibendegeneration« (Seite 18) dargestellt). Zusätzlich kann, vor allem bei Frauen ab den Wechseljahren, eine Osteoporose hinzukommen. Sie führt zu einer Verformung oder zu Brüchen der Wirbelkörper – dem einst als »Witwenbuckel« bekannten Rundrücken.

Beides bewirkt, dass der Schwerpunkt des Körpers nicht mehr auf dem Becken liegt, sondern weiter vorne. Der Körper versucht, dem dadurch entgegenzuwirken, dass er das Becken nach hinten kippt, und kann damit eine gewisse Fehlstellung kompensieren. Man spricht von einer kompensierten Dysbalance.

Wenn dies nicht mehr ausreicht, gehen die Betroffenen oft leicht in die Knie, was den Rumpf noch weiter nach hinten kippen lässt. Dies ist aber oft nur für kurze Zeit möglich. In diesem Fall spricht man von einer dekompensierten Dysbalance. In diesem Stadium ist das Gehen ohne Rollator oder Gehstöcke für weitere Strecken kaum mehr möglich.

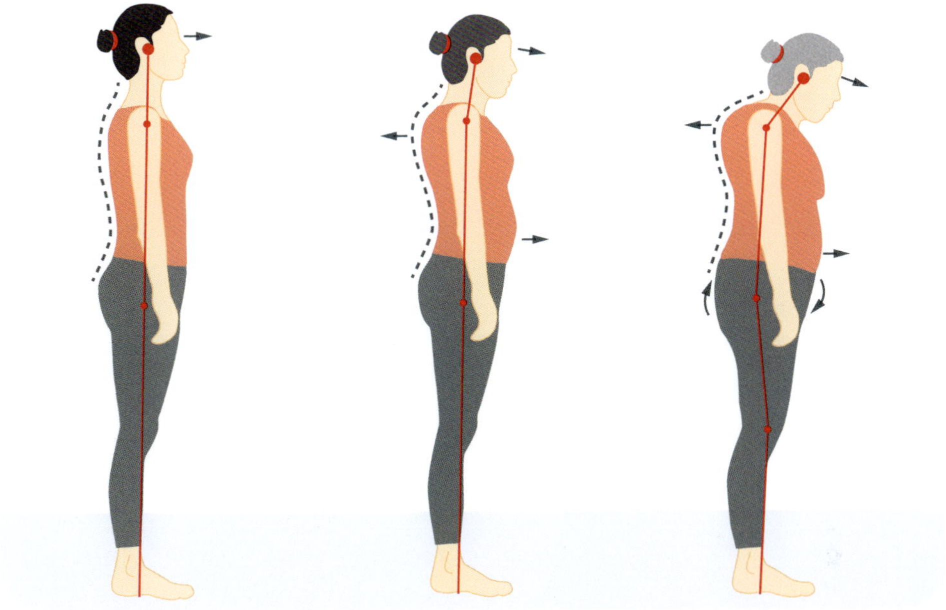

Statikänderung im Laufe des Lebens. Die Betroffenen versuchen dies zu kompensieren, indem sie sich genau entgegengesetzt zu den eingezeichneten Pfeilen bewegen. D. h., das Becken wird nach hinten gekippt, indem die Betroffenen leicht in die Knie gehen und die hintere Oberschenkel- und Pomuskulatur stark anspannen.

Symptome und Diagnose

Um eine Arthrose festzustellen zu können, ist eine genaue Diagnose notwendig, denn die Schmerzen können viele Ursachen haben. Hier schauen wir uns die Möglichkeiten an.

Die Beschwerden einer Diagnose zuzuordnen ist oft nicht so leicht. Zum einen verursachen verschiedene Erkrankungen ähnliche Symptome: So können Rückenschmerzen neben einer Arthrose der Facettengelenke auch in muskulären Problemen, einer Bandscheibendegeneration oder einer veränderten Statik ihre Ursache haben. Deshalb muss man den verschiedenen Schmerzen genau auf den Grund gehen, um sie abgrenzen zu können. Zudem liegen oft mehrere Erkrankungen gleichzeitig vor und es ist nicht immer leicht zuzuordnen, welche der Veränderungen die Hauptschmerzursache ist. Oft kommt alles zusammen: die Facettengelenksarthrose, eine Spinalkanalstenose, eine Degeneration der Bandscheiben und eine Veränderung der Statik. Deshalb können die Beschwerden nicht komplett zum Verschwinden gebracht werden, wenn nur eine Ursache ausgeschaltet wird, aber sie können reduziert werden.

Facettengelenkschmerzen

Ab dem 5. Lebensjahrzehnt sind die Facettengelenke und das Iliosakralgelenk die häufigste Ursache für einen spezifischen Rückenschmerz. In diesem Alter haben viele Menschen bereits eine Arthrose in einem oder in mehreren Gelenken. Durch einen zusätzlichen Reiz wie Überlastung, ungewohnte Tätigkeiten, Verheben oder Verletzungen kommt es dann zu einer Entzündungsreaktion (Reizung), die verantwortlich dafür ist, dass das Gelenk beginnt, Schmerzen zu verursachen. So eine Entzündungsreaktion im Gelenk (Arthritis) führt neben den Schmerzen auch dazu, dass es in seiner Beweglichkeit eingeschränkt ist. Zudem reagiert die Rückenmuskulatur mit Verspannungen, die den Druck im Gelenk und damit die Schmerzen weiter verstärken können. Die Betroffenen nehmen dann eine Schonhaltung ein und bewegen sich wegen der Schmerzen weniger.

Welche Beschwerden machen die Wirbelgelenke?

Die meisten Patientinnen und Patienten klagen über lokale Schmerzen im Bereich der Lendenwirbelsäule mit Ausstrahlung in das Becken und pseudoradikuläre Ausstrahlungen in die Oberschenkel. Pseudoradikuläre Schmerzen sind Schmerzen, die nicht genau dem Verlauf einer Nervenwurzel folgen, sondern mehr flächig und schwerer zu lokalisieren sind. Die Nervenwurzel ist dabei auch nicht die Ursache. Typisch für Gelenkschmerzen und eine Arthrose ist ein starker Schmerz zu Beginn einer Bewegung, also ein Anlaufschmerz.

Ist die Lendenwirbelsäule betroffen, dann fällt Ihnen das morgendliche Aufstehen und das Anziehen der Strümpfe schwer. Zähneputzen ist leicht nach vorn gebeugt für Sie besonders schmerzhaft und es dauert eine Weile, bis Sie im Laufe des Tages mehr Beweglichkeit erreichen. Aber auch, wenn Sie sich nachts im Bett umdrehen oder nach längerem Sitzen aufstehen, kann es sehr schmerzhaft sein. Sitzen Sie längerer Zeit mit rundem Rücken an den Sitz angelehnt, wie z. B. beim Autofahren, so ist die Muskulatur dabei entspannt und bietet nur wenig Halt. Die Belastung für die unteren Gelenke ist dann besonders groß und der Schmerz kann sich verstärken.

Auch eine Überstreckung (Reklination) bedeutet mehr Stress für Ihre Gelenke. Oft ist nur eine Seite schmerzhaft, es können aber auch die beiden Gelenke links und rechts betroffen sein. Der Schmerz strahlt manchmal vom Rücken in das Gesäß und die Hüfte aus, aber auch in die Leiste und in den Oberschenkel. Bei der ärztlichen Untersuchung sind einzelne Gelenke druckschmerzhaft. Auch entzündliche Veränderungen der Gelenke (Arthritis) können einen Ruheschmerz auslösen.

An der Halswirbelsäule strahlt der Schmerz oft in die Schulter aus, aber auch eine Ausstrahlung in den Hinterkopf ist nicht selten. Sie leiden dann womöglich an Kopfschmerzen. Auch ein Schwindelgefühl im Sinne einer Art Benommenheit kann vorkommen, weil Sensoren in den Facettengelenken die Position des Kopfes an das Gehirn weiterleiten. Sind die Gelenke schmerzhaft entzündet, können sie falsche Informationen vermitteln, sodass Sie sich in der Folge unsicher auf den Beinen fühlen wie auf schwankendem Boden.

Akute Schmerzen

Ursache von akuten Rückenschmerzen sind Verspannungen der Muskulatur durch eine Fehlhaltung oder einseitige Belastung, Zerrung oder zu wenig Bewegung. Der sogenannte Hexenschuss ist oft sehr schmerzhaft, hält in der Regel etwa 4–6 Wochen an und bildet sich, unterstützt durch eine symptomatische Therapie, meist von selbst wieder zurück (siehe hierzu auch das Kapitel »Muskuläre Schmerzen« unten). Therapeutisch versucht man, die Schmerzen zu verringern und die Verspannungen zu lösen. Hier helfen die (kurzfristige Einnahme) von Schmerzmedikamenten, die Wärmetherapie und auch die Manuelle Therapie. Leichtes körperliches Training wie Schwimmen, Radfahren oder Nordic Walking ist zu empfehlen, um die Muskulatur zu dehnen und andererseits weiter zu trainieren. Erlaubt ist die sportliche Aktivität, die Spaß macht und die in der Akutphase von den Beschwerden her auch möglich ist.

Muskuläre Schmerzen

Starke Muskelverspannungen am Rücken führen, je nach betroffener Muskelgruppe, zu tiefsitzenden Rückenschmerzen, zu Nacken-, Schulter- oder Armschmerzen. Auch Kopfschmerzen können als Folge einer verspannten Rücken-, Schulter- und Nackenmuskulatur auftreten. Die Ursachen können in der Wirbelsäule selbst liegen, denn der Körper versucht, schmerzhafte Bereiche durch die Muskelanspannung ruhig zu stellen. Durch diese Anspannung verschlimmern sich die Schmerzen aber oft – ein Teufelskreis.

Bei Muskelschmerzen nehmen wir daher meist bewusst oder unbewusst dauerhaft eine Schonhaltung ein, um die Schmerzen erträglich zu halten. So kommt es zu einer Fehlhaltung. Nun übernehmen andere Muskeln die Arbeit, die eigentlich Aufgabe der von der Verspannung betroffenen Muskelpartien ist. Auf diese Weise können sich die Beschwerden ausbreiten oder verlagern. Eine Möglichkeit, diesen Teufelskreis zu durchbrechen, bieten Chirotherapie, Krankengymnastik und auch Infiltrationen (Spritzen), wenn eine Ursache für die muskulären Verspannungen nachweisbar ist.

In den meisten Fällen sind Fehlhaltungen oder Überlastungen – gepaart mit Bewegungsmangel – Ursache für Muskelverspannungen. Oft beginnt alles mit einer Fehlhaltung bei dauerhaftem Sitzen, zum Beispiel am Schreibtisch. Es entsteht eine Dauerbelastung einzelner

Muskelgruppen mit den schon beschriebenen Folgen. Eine weitere sehr häufige Ursache sind psychische Belastungen wie Stress oder Angst. Anfangs sind dann oft die Nacken- und die Schultermuskulatur betroffen. Bei Angst »erstarren« die Muskeln im wahrsten Sinne des Wortes. Stress oder unangenehme Situationen lassen uns »den Kopf einziehen«. Starker Druck etwa »lastet auf den Schultern« oder bei großem Kummer gehen wir »vor Gram gebeugt«. Aus diesem Grund bieten wir unseren Schmerzpatientinnen und -patienten bei der Therapie auch eine psychologische Unterstützung.

Bestehen die Beschwerden länger, kann sich die Muskulatur an- oder umbauen. Sie verfettet dann immer mehr (Sarkopenie, Seite 24). Dies ist deshalb problematisch, weil die aktive Stabilisierung durch die Muskulatur geschwächt wird und die Belastung von Bändern, Wirbelkörpern, Wirbelgelenken und Bandscheiben zunimmt. Dies kann zu einem beschleunigten Verschleiß der Wirbelsäule führen.

Bei stark schmerzhaften oder dauerhaften Muskelverspannungen sollten Sie unbedingt Ihre Arztpraxis oder eine orthopädische Praxis aufsuchen. Für die Behandlung akuter, im Augenblick auftretender oder chronischer, dauerhaft auftretender Muskelverspannungen stehen dann sehr unterschiedliche Therapien zur Verfügung, die oft auch miteinander kombiniert werden.

Therapiemöglichkeiten bei Verspannungen:

- Krankengymnastik
- physikalische Therapien
- Massagen
- Chirotherapie/manuelle Medizin
- Entspannungstechniken, sowohl gezielt zur Muskelentspannung als auch zum Abbau von Stress als Verspannungsursache
- multimodale Schmerztherapie (eine Kombination aus orthopädischer/schmerztherapeutischer krankengymnastischer und psychologischer Behandlung)

Langfristig sollten Sie stets versuchen, die Ursachen der Muskelverspannungen zu bekämpfen. Ganz wichtig sind regelmäßige sportliche Aktivitäten und Training.

Bei starken Belastungen wie z. B. schweren körperlichen Tätigkeiten oder langen statischen Belastungen kann eine Entlastung der Muskulatur durch Bandagen, sogenannte Orthesen (Seite 54), erfolgen. Sie stabilisieren die Wirbelsäule, verbessern die Statik und können Schmerzen reduzieren.

Schmerzen durch Veränderungen der Statik

Wie schon beschrieben, kommt es durch die Degeneration und Arthrose neben einer zunehmenden Versteifung der Wirbelsäule auch zu einer Kyphosierung, also einer Vorwärtsverlagerung des Rumpfes.

Wenn der Körper nicht mehr im Lot steht, müssen die Muskeln viel mehr Arbeit verrichten, um ihn aufrecht zu halten und einem Vornüberkippen entgegenzuwirken. Neben den Rückenmuskeln sind dies vor allem die Muskeln am Po und an der Oberschenkelrückseite (Ischiocruralmuskulatur). Durch diese Muskeln wird das Becken nach hinten gekippt, um die Kyphosierung zu kompensieren. Die permanente Anspannung der Po- und Ischiocruralmuskulatur führt zu deren Überlastung und Muskelschmerzen. Diese Schmerzen werden oft mit Nervenschmerzen, wie sie z. B. durch eine Spinalkanalstenose verursacht werden, verwechselt, weil sie oft ebenso in die Oberschenkel ausstrahlen.

Die Betroffenen, bei denen Statik und Muskulatur das Problem verursachen, berichten oft, dass die Beschwerden schlagartig verschwinden, wenn sie sich vorne abstützen können, z. B. auf einem Einkaufswagen. Dadurch, dass sie sich praktisch erlauben, etwas krumm zu laufen, müssen sie ihre hintere Muskulatur nicht mehr überlasten. Eine Lösung kann hier die Verwendung eines Rollators oder von Nordic-Walking-Stöcken sein.

Reicht die Beckenkippung nicht mehr aus, beugen die Patientinnen und Patienten oft ihre Knie, um den Rumpf nach hinten drehen zu können. Das Stehen oder Laufen mit gebeugten Knien ist aber sehr anstrengend und oft nur für kurze Zeit möglich. Spätestens zu diesem Zeitpunkt sind die Patientinnen und Patienten für längere Strecken auf einen Rollator oder Rollstuhl angewiesen. Alternativ kann die Statik auch durch eine Operation wiederhergestellt werden, wenn die Betroffenen noch in einem Alter sind, das eine solch ausgedehnte Operation erlaubt.

Diagnose und Behandlung

Damit die Diagnose gestellt werden kann, müssen Sie komplett entkleidet sein. Nur so lässt sich sehen, ob für den aufrechten Stand das Becken verkippt oder die Beine gebeugt werden. Besteht ein klinischer Verdacht, werden auch Röntgenbilder der gesamten Wirbelsäule unter Einschluss des Beckens und der Hüftgelenke angefertigt. Auch wenn ein lokales Problem besteht, kann die Ursache weit davon entfernt liegen.

Ein Verschleiß kann beispielsweise dadurch bedingt sein, dass sich die Brustwirbelsäule stärker verbiegt, wenn eine Instabilität im Bereich der Lendenwirbelsäule besteht. Es kann auch ein beginnendes Drehgleiten als Vorstufe zu einer degenerativen Skoliose vorliegen. Oder eine Verkrümmung im Bereich der Brustwirbelsäule führt zu einer einseitigen Belastung der Lendenwirbelsäule oder des Iliosakralgelenks. Es lohnt sich also, nicht nur ein Detail anzusehen, sondern auch auf das Große und Ganze zu blicken.

Nur anhand der Beckenparameter lässt sich bestimmen, wie die Biegung der übrigen Wirbelsäule sein sollte und wie die Wirbelsäule einmal ausgesehen hat, bevor Verschleißerscheinung und Arthrose begonnen haben. Dies ist vor allem für die Planung einer Operation wichtig, da es dann darauf ankommt, dass das richtige Ausmaß an Lordose wiederhergestellt wird und, dass die Lordose an der richtigen Stelle sitzt. Andernfalls kann es schnell zu einem Verschleiß der Nachbarsegmente kommen.

Schmerzen durch eine degenerative Skoliose

Unter Skoliose versteht man eine dreidimensionale Verdrehung der Wirbelsäule. Auf dem von vorn aufgenommenen zweidimensionalen Röntgenbild sieht es so aus, als sei es nur eine seitliche Verbiegung, tatsächlich ist es aber eine Verdrehung, die neben der Seitverbiegung meist auch mit einer Abflachung der Lendenlordose in der Seitansicht einhergeht.

Wie entsteht eine Skoliose?

Man unterscheidet zwei Entstehungsmechanismen. Dabei geht es darum, was vorher da war: die Skoliose oder die Degeneration.

Skoliose vor Degeneration: Dabei haben die Betroffenen die Skoliose schon seit der Jugend als Folge einer Wachstumsstörung. Im Alter ist dann noch die Arthrose dazugekommen. Höhergradige Skoliosen führen zu einer ungleichmäßigen Belastung der angrenzenden, eigentlich gesunden Wirbelsäulenabschnitte. Das führt zu einer vorzeitigen Abnutzung und Arthrose. Oft verschlechtert sich die Krümmung dadurch auch noch. Aus diesem Grund begradigt man bei Jugendlichen Krümmungen operativ, wenn sie ein gewisses Ausmaß überschreiten.

Degeneration vor Skoliose: Oftmals kommt es im Rahmen von Verschleißprozessen zu einer ungleichmäßigen Ausprägung und infolgedessen zu einer Verkrümmung der Wirbelsäule. In diesem Fall war die Wirbelsäule oft bis ins Erwachsenenalter gerade und es kommt erst im Rahmen der Arthroseentstehung zu einer Verkrümmung. Meist ist hier die untere Lendenwirbelsäule betroffen und es beginnt mit einem Drehgleiten auf Höhe der Wirbel L 4–5 oder L 3–4. Weshalb es zu einer ungleichmäßigen Abnutzung kommt und weshalb die Drehung fast immer rechtskonvex ist, ist nicht endgültig geklärt. Auch passiert dies nicht bei allen Betroffenen.

Klinisch sieht man in beiden Fällen ähnliche Symptome. Die Taille ist asymmetrisch verstrichen, das heißt, man sieht nur auf einer Seite eine Taille, die Lendenlordose ist abgeflacht und beim Vorneigen (sofern dies noch möglich ist) sieht man meist links einen Lendenwulst. Zudem besteht eine erhebliche Bewegungseinschränkung durch die zunehmende Einsteifung der Wirbelgelenke und die Facettengelenksarthrose. Die Betroffenen leiden neben Rückenschmerzen unter Beschwerden, die in das Becken und die Beine ausstrahlen und oft einseitig stärker ausgeprägt sind. Ist die Krümmung so stark, dass es zu einem einseitigen Überhang kommt, wird die Haltemuskulatur sehr stark beansprucht und Patientinnen und Patienten benötigen oft einseitig einen Gehstock.

Weitere mögliche Schmerzursachen

Einige Erkrankungen mit ähnlicher oder nahezu identischer Symptomatik können von ärztlicher Seite neben der eigentlichen Verdachtsdiagnose ebenfalls als Ursache infrage kommen. Solche »Differentialdiagnosen« genannten Fälle sollten ebenfalls abgeklärt werden.

Wirbelgleiten

Wie schon erwähnt, können sich infolge der Facettengelenksarthrose nicht nur die Wirbelgelenke versteifen, sondern das ganze Gefüge kann gestört und instabil werden – vor allem zu Anfang der Degeneration. Dies hängt auch von der Stellung der Facettengelenke in dem jeweiligen Bewegungssegment ab. Dadurch bewegt sich das Segment nicht mehr normal, sondern beginnt, um einige Millimeter zu rutschen oder gleiten. Diese Instabilität kann zu starken Rückenschmerzen und dem Gefühl führen, man breche durch. Durch die Verschiebung kann sich zudem der Spinalkanal mit den dafür typischen Symptomen der Spinalkanalstenose (Seite 22) verengen.

Psychosomatik

Wenn Probleme wie Stress, Angst und Depression nicht ausreichend verarbeitet werden, können psychische Erkrankungen ebenfalls zu körperlichen Symptomen führen. Die psychische Gesundheit beeinflusst direkt unser körperliches Wohlbefinden. Muskelverspannungen sind dann häufig und Stresshormone wie Cortisol feuern Entzündungsprozesse im Körper an, die zusätzlich den Schmerz verstärken können. Daher nehmen Menschen mit psychischen Erkrankungen körperliche Schmerzen intensiver wahr. Bewegungsmangel und schlechter Schlaf können die Muskulatur weiter schwächen, zu Muskelverspannungen führen und die Schmerzempfindlichkeit erhöhen.

Angrenzende Gelenke: Coxarthrose/Schulterbeschwerden

Bei Nacken- oder Rückenschmerzen muss immer auch ein Augenmerk auf die angrenzenden Gelenke gelegt werden. Eine

Arthrose des Hüftgelenks (Coxarthrose) führt zu muskulären Verspannungen, Bewegungseinschränkung des Hüftgelenks und häufig zu unterschiedlichen Beinlängen. Die veränderte Beckenkippung sowie die muskulären Verspannungen und die Bewegungseinschränkung kompensiert der Körper, indem er die Rumpf- und Rückenmuskulatur stärker belastet – was zu mehr Schmerzen führt.

Bei Verletzungen und Erkrankungen der Schultergelenke beobachten wir das Phänomen an der Halswirbelsäule. Durch die eingeschränkte Beweglichkeit der Schulter, z. B. bei einem Sehnenriss der Schultermuskulatur (Rotatorenmanschette), kommt es durch die stärkere Belastung der Schulter-Nacken-Muskulatur zwangsläufig zu einer Verspannung der Nackenmuskulatur, zu Schmerzen und einer Funktionseinschränkung. Beseitigt man die Probleme, die im Hüft- bzw. Schultergelenk bestehen, und stellt damit die Bewegungsfähigkeit im Gelenk wieder her, sind häufig auch die Nacken- und Rückenschmerzen deutlich gebessert.

Piriformissyndrom

Der Ischiasnerv verlässt in Höhe des Gesäßes das Becken und zieht dabei gemeinsam mit dem Piriformis-Muskel durch eine knöcherne Öffnung des Beckenrings. Wenn sich dieser Muskel verspannt, wird der Muskelbauch durch die Verkürzung der Muskelfasern dicker und drückt den Nerv an diese knöcherne Öffnung. Durch die Kompression kommt es zu Schmerzen und gelegentlich einem Taubheitsgefühl im Bein. Die Verdickung der Muskulatur lässt sich in der körperlichen Untersuchung als derber, verhärteter Strang in der Tiefe der Gesäßmuskulatur tasten. Allerdings lässt sich der erhöhte Muskeltonus in der Bildgebung wie CT- oder MRT-Untersuchung nicht nachweisen, weshalb es sich hierbei um eine klinische Diagnose handelt. Ein MRT kann aber im Sinne der Differentialdiagnose in Betracht gezogen werden, wenn der Verdacht auf einen Bandscheibenvorfall besteht.

Übergewicht (Adipositas)

Bei Übergewicht wird überschüssiges Fett häufig am Bauch eingelagert, wodurch sich der Körperschwerpunkt etwas nach vorne verlagert. Dadurch bildet sich ein Hohlkreuz in der unteren Wirbelsäule. Ein größerer Bauch sorgt zudem dafür, dass Rumpf- und Bauchmuskulatur geschwächt sind und sich verspannen. Die Lendenwirbelsäule wird dann nicht ausreichend gestützt und es kann zu Rückenschmerzen kommen. Die größere Körpermasse schränkt außerdem die Beweglichkeit der Wirbelsäule ein, die Muskulatur ist weniger gut trainiert und es kommt zu muskulären Verspannungen. Zudem wird die Wirbelsäule, und hier insbesondere die Bandscheiben, einem höheren Druck ausgesetzt, sodass sie an Höhe verlieren. Die Bandscheiben verschleißen, was sich bei einer eventuell schon bestandenen Verkrümmung der Wirbelsäule noch verschlimmern kann.

Ursachen außerhalb der Wirbelsäule

Nicht immer liegt die Ursache für Rückenschmerzen in der Wirbelsäule selbst. So können auch Erkrankungen im Bauchraum zu Rückenschmerzen führen. Eine Entzündung der Bauchspeicheldrüse (Pankreatitis) führt zu einem gürtelförmigen Rückenschmerz, Nierenbeckenentzündungen dagegen machen häufig Flankenschmerzen. Die Endometriose, eine Störung, bei der Gewebe, das normalerweise die Gebärmutter auskleidet, außerhalb der Gebärmutter wächst, verursacht häufig neben Bauchschmerzen auch Rückenschmerzen. Auch Blähungen, Verstopfung, ein Reizdarmsyndrom oder chronische Darmerkrankungen wie Colitis ulcerosa oder Morbus Crohn können Muskeln und Nerven im unteren Rücken reizen. Ein Grund dafür sind die räumliche Nähe und die Nervenverbindungen zwischen bestimmten Abschnitten des Darms und dem unteren Rücken. Darüber hinaus führen viele rheumatisch-entzündliche Erkrankungen wie die ankylosierende Spondylarthropathie (Morbus Bechterew) oder die axiale Spondylarthritis (Psoriasisarthropathie) zu Rückenschmerzen. Auch Krebserkrankungen können zu einer Metastasierung führen und die Wirbelkörper befallen. Hier sind vor allen Dingen die hormonproduzierenden Krebserkrankungen wie Brust-, Nierenzell-, Pankreas-, Schilddrüsen-, Prostata- und Bronchialkarzinome zu erwähnen.

Auch pathologische Frakturen, also Wirbelkörperbrüche ohne adäquaten Unfallmechanismus bzw. ohne hohe Krafteinwirkung auf den Knochen, müssen in Betracht gezogen werden, wenn es darum geht, Rückenschmerzen abzuklären. Häufigste Ursache für pathologische Frakturen ist die Osteoporose, die meist bei Frauen nach den Wechseljahren auftritt. Aber auch Metastasen oder Entzündungen können zu Wirbelbrüchen führen, ohne dass zwingend ein Unfall zugrunde liegen muss.

Häufig gestellte Fragen

Nach der Diagnose »Wirbelsäulenarthrose« schwirren Ihnen vielleicht viele Fragen durch den Kopf. Wir haben die häufigsten hier gesammelt.

1 Sind es nicht doch die Bandscheiben, die meinen Rückenschmerz verursachen?

Dass Schmerzen direkt von den Bandscheiben ausgehen, ist eher selten. Vor allem die Rückenmuskulatur spielt bei der Schmerzentstehung eine wichtige Rolle. Ab dem 5. Lebensjahrzehnt kann es dann zu Abnutzungserscheinungen an den Bandscheiben und den kleinen Wirbelgelenken kommen.
Wenn der Schmerz nicht nur im Rücken lokalisiert ist, sondern entsprechend dem Versorgungsgebiet eines Nervs in das Bein zieht oder wenn neurologische Ausfälle bestehen, muss an einen Bandscheibenvorfall gedacht werden. Der Schmerz geht hierbei aber von dem Nerv aus, auf den der Vorfall drückt, und nicht von der Bandscheibe selbst.

2 Sind Gelenke eine häufige Schmerzursache?

Gelenkschmerzen und Arthrose sind sehr häufig und können an verschiedenen Stellen im Körper auftreten. Typisch sind Schmerzen an großen Gelenken, wie Knie, Schulter, Hüfte, aber auch an kleinen Gelenken (Finger, Daumengrundgelenk). Genauso unterliegen auch die kleinen Gelenke an der Wirbelsäule einem Verschleiß. Es können einzelne oder mehrere Gelenke betroffen sein, manchmal liegt den Schmerzen eine rheumatische Erkrankung zugrunde.

3 Ist bei Facettengelenkschmerz die Wirbelsäule kaputtgegangen?

Bei einer Arthrose handelt es sich um Verschleiß und Abnutzung, was im Laufe des Lebens normal ist. Kommt es zu einem zusätzlichen Reiz und zu einer Entzündung, können Schmerzen entstehen, ohne dass etwas kaputtgegangen ist. Auch ein akuter Rückenschmerz ist oftmals eine Funktionsstörung, die reversibel ist. Im fortgeschrittenen Stadium kann eine Arthrose auch zu einer irreversiblen Schädigung oder gar Versteifung eines Gelenkes führen.

5 Kann meine Arthrose geheilt werden?

Die Arthrose an der Wirbelsäule lässt sich nicht rückgängig machen, wohl aber die dadurch verursachten Beschwerden. Die Reizung und Entzündungsreaktion, die häufig für den Schmerz verantwortlich ist, kann behandelt werden und abklingen.

4 Brauche ich bei einem Rückenschmerz ein MRT?

Ein MRT ist vor allem dann sinnvoll, wenn abgeklärt werden muss, ob der Rückenmarkskanal oder die Nervenwurzeln betroffen sind oder ob eine frische Fraktur vorliegt. Wenn lediglich Rückenschmerzen vorliegen, ist es nicht sinnvoll, gleich ein MRT zu veranlassen. Daher wird empfohlen, zunächst eine Behandlung zu beginnen. Sollte diese nicht erfolgreich sein und sollte über eine Operation nachgedacht werden, dann ist es oftmals notwendig, ein MRT anzufertigen, insbesondere, um die Beteiligung von Nerven oder eine Spinalkanalstenose zu beurteilen. Ein Röntgenbild kann hilfreich sein, um strukturelle Veränderung, den Verschleiß, einen Gleitwirbel oder eine Skoliose zu erkennen und die Statik im Stehen zu beurteilen. Wichtig ist, dass das Ergebnis der Bildgebung einen Einfluss auf die weitere Therapie hat.

6 Kann man einen Facettengelenkschmerz operieren?

Da es sich oftmals um ein entzündliches Geschehen handelt, ist zunächst eine medikamentöse Therapie zusammen mit physikalischen Maßnahmen indiziert. Die Abnutzung, die im Rahmen einer Arthrose auftritt, kann man mit einer Operation nicht rückgängig machen. Es gibt aber Situationen, in denen die Folgen einer Facettengelenksarthrose mit einer Operation behandelt werden. Zum Beispiel kann bei einer Spinalkanalstenose Platz geschaffen werden für die Nerven. Sollte es infolge der Arthrose zu einer Zerstörung der Gelenke, einer Verkrümmung oder einem Gleitwirbel gekommen sein, kann eine Aufrichtung und Versteifung dieses Abschnittes notwendig werden.

7 Kann ich mich nach einer »Versteifungsoperation« noch bewegen?

Landläufig wird zwar oft von Versteifung geredet, in Wirklichkeit werden aber meist nur Segmente stabilisiert, die aufgrund der fortgeschrittenen Abnutzung der Bandscheiben und Gelenke ohnehin nicht mehr beweglich waren. Der Rest der Wirbelkörper, die Hüftgelenke etc. sind noch genauso beweglich wie vorher. Nur in seltenen Fällen, in denen große Abschnitte der Wirbelsäule aufgrund von starken Deformitäten operiert werden müssen, kommt es zu einer spürbaren Einschränkung der Beweglichkeit.

8 Was kann ich selbst bei Rückenschmerzen tun?

Bei einem neu aufgetretenen, akuten Facettengelenkschmerz kann die kurzzeitige Einnahme von entzündungshemmenden Medikamenten helfen. Wärme wirkt entspannend auf die Muskulatur. Zusätzlich wird eher Bewegung als Ruhe empfohlen, soweit das möglich ist. Bei einem chronischen Schmerz ist ein gesunder Lebensstil wichtig und Bewegung sowie eine Kräftigung der Bauch- und Rückenmuskulatur, um der Wirbelsäule mehr Halt zu geben.

9 Kann ich einem Facettengelenkschmerz vorbeugen?

Die größte Belastung für die Gelenke ist das eigene Körpergewicht, weshalb es sinnvoll ist, auf die Ernährung zu achten und abzunehmen. Bewegung ist wichtig und eine kräftige Bauch- und Rückenmuskulatur stabilisiert die Wirbelsäule. Beim Heben kann es sinnvoll sein, in die Hocke zu gehen. Monotone Positionen (Sitzen) und Bewegungsabläufe sollten vermieden werden. Andere Ursachen einer asymmetrischen Belastung (Knie- oder Hüftbeschwerden, eine Beinlängendifferenz) sollten möglichst behandelt werden.

10 Ist eine Radiofrequenz-Denervation sehr schmerzhaft?

Für die Denervation der Nerven der Facettengelenke wird Strom verwendet, der die Umgebung der Nadel erwärmt. An der endgültigen Nadelposition wird (ähnlich wie beim Zahnarzt) Lokalanästhesie verwendet, so dass die Betroffenen oftmals einen dumpfen Druck spüren, aber nicht die hohe Temperatur oder starke Schmerzen. Der Einstich der Nadel durch die Haut ist spürbar und manchmal schmerzhaft. Auch hier ist es möglich, eine lokale Betäubung zu verwenden.

Untersuchungsverfahren

Für die Diagnosestellung einer Wirbelsäulenarthrose stehen verschiedene Verfahren zur Verfügung. Wir sehen uns hier an, in welchen Fällen sie eingesetzt werden.

Typische Untersuchungen, die eine bildliche Darstellung produzieren, sogenannte bildgebende Verfahren, sind das Röntgen, die Computertomographie (CT) und die Magnetresonanztomographie (MRT). In den nachfolgenden Abbildungen sind Beispiele der drei Aufnahmetechniken gezeigt.

Bildgebung: Röntgen, MRT, CT

Mit zunehmendem Lebensalter sind Veränderungen an den Facettengelenken gehäuft in der Bildgebung zu sehen. Allerdings sind Verschleiß und Abnutzung und somit eine Arthrose der Gelenke in einem gewissen Ausmaß normale Erscheinungen im Laufe des Lebens. Eine in der Bildgebung sichtbare Arthrose bedeutet deshalb nicht unbedingt, dass das Gelenk auch Schmerzen verursacht.

Röntgen, CT oder MRT?

Eine Arthrose ist im Röntgenbild häufig sichtbar, die Gelenke lassen sich hier gut erkennen. Im seitlichen Bild ist es möglich, den Gelenkspalt zu beurteilen und Knochenanbauten, die die Öffnung für den Nerven einengen können, werden sichtbar. Auch die Höhe der Bandscheiben und Deformationen lassen sich gut beurteilen. Ein Gleitwirbel lässt sich ebenfalls erkennen und der Versatz der Wirbel kann gemessen werden. Mit Funktionsaufnahmen, also Röntgenbildern in Vor- und Rückbeugung, kann beurteilt werden, um welche Strecke sich der Gleitwirbel bewegt und ob eine Instabilität vorliegt.

Patientinnen und Patienten fragen oft, wieso ein Röntgenbild notwendig ist, wenn es schon eine Schnittbildgebung, also MRT oder CT, gibt. Die Antwort ist, dass das Röntgen die einzige Aufnahmeart ist, die im Stehen angefertigt wird und bei der man einen Überblick über die Statik und die Lage der Wirbel zueinander erhält. Daher ist es vor allem vor einer Operation sinnvoll, Wirbelsäulenganzaufnahmen mit Einschluss des Beckens und der Hüftköpfe zu machen.

Auch in der Computertomographie (CT) kann eine Arthrose der Wirbelgelenke diagnostiziert werden. Die CT ist besonders gut geeignet, um knöcherne Veränderungen zu sehen. Mit der Kernspin- oder Magnetresonanztomographie (MRT) ist es zusätzlich möglich, auch weiches Gewebe wie Bänder, Bandscheiben und Nerven zu beurteilen. Ein Vorteil der MRT ist auch, dass sie ohne Strahlenbelastung auskommt. In der MRT kann man nicht nur eine Arthrose erkennen, sondern auch Gelenkzysten, Veränderungen der Bandscheiben, der Bänder und die Auswirkungen auf die Nerven (Einengungen, Spinalkanalstenose). Daher ist die MRT neben dem konventionellen Röntgenbild häufig die bildgebende Untersuchung erster Wahl. Vor allem im Bereich der Halswirbelsäule wird trotz vorliegenden MRTs oft noch eine CT gefordert, um zu erkennen, ob Einengungen durch die Bandscheiben bereits verknöchert sind und ob das Rückenmark durch diese Verknöcherungen beeinträchtigt wird.

Röntgenbild der unteren Lendenwirbelsäule. Erkennbar ist ein Gleitwirbel. Die Hinterkanten der letzten beiden Wirbel stehen nicht genau übereinander (rote Linien).

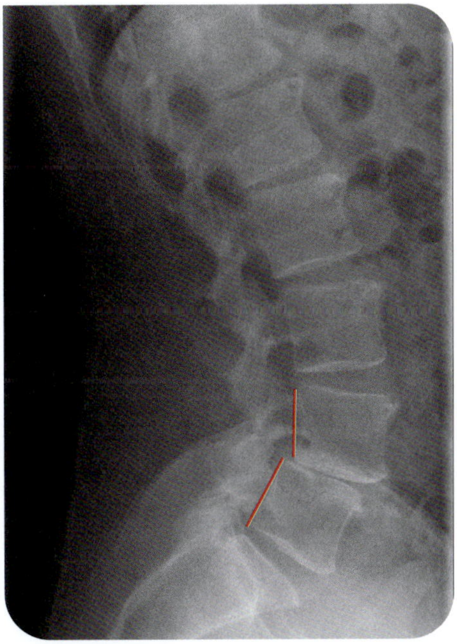

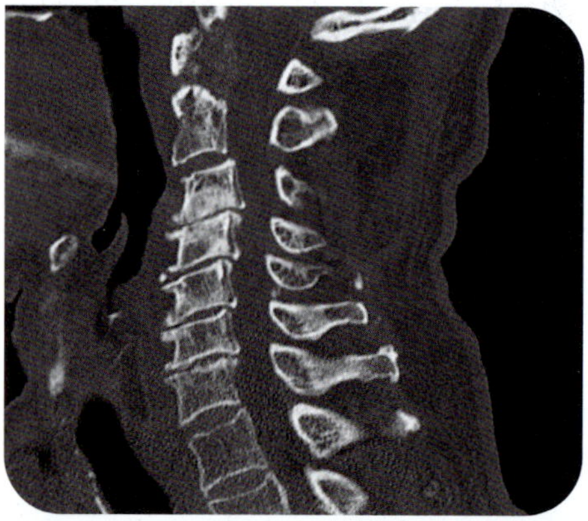

« CT-Bild einer HWS, seitliche Ansicht. In der CT ist die Helligkeit von der Dichte abhängig. Deswegen lässt sich Knochen besonders gut darstellen. Eine Unterscheidung von ähnlich dichten Geweben, wie Muskeln, Nerven oder Bandscheiben, ist aber schwierig. Man sieht eine Verschmälerung der Bandscheiben, eine Verdichtung der angrenzenden Knochen sowie knöcherne Ausziehungen nach vorne und hinten.
(Quelle: Setzer M, Bruder M. Diagnostisches Vorgehen. In: Rauschmann M, Josten C, Meyer B, Hrsg. Referenz Wirbelsäule. 1. Auflage. Stuttgart: Thieme; 2025)

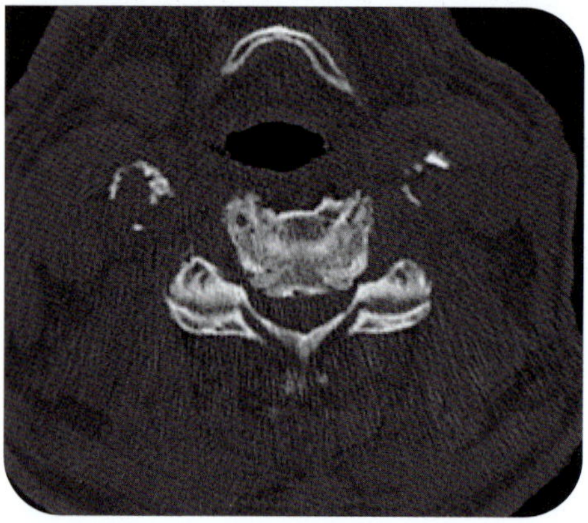

« CT-Bild einer HWS, horizontale Ansicht. Es zeigt sich eine hochgradige Arthrose der Facettengelenke. Durch die knöchernen Ausziehungen der Wirbelhinterkanten (Spondylophyten) wird auch der Rückenmarkskanal eingeengt.
(Quelle: Setzer M, Bruder M. Diagnostisches Vorgehen. In: Rauschmann M, Josten C, Meyer B, Hrsg. Referenz Wirbelsäule. 1. Auflage. Stuttgart: Thieme; 2025)

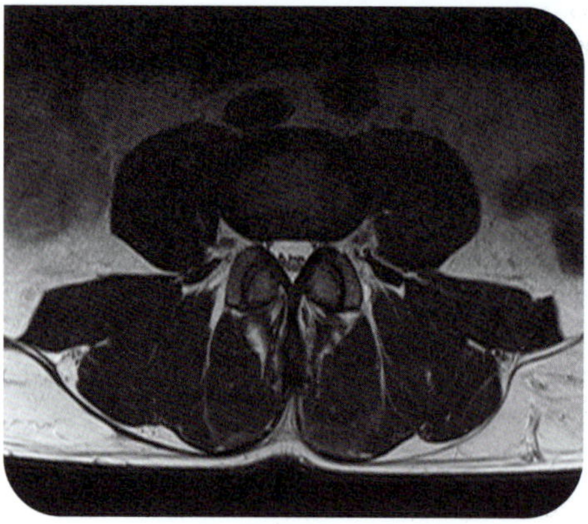

« MRT-Bild der Lendenwirbelsäule im Querschnitt (Normalbefund). Im Vergleich zur CT lassen sich mithilfe der MRT sehr gut verschiedene Gewebe darstellen. Man erkennt die einzelnen Nervenfasern, die im Liquor (»Hirnwasser«) schwimmen. Auch die Bandscheiben und die Muskulatur lassen sich gut abgrenzen. Die dunklen Muskeln grenzen sich gut zum hellen Fettgewebe ab.

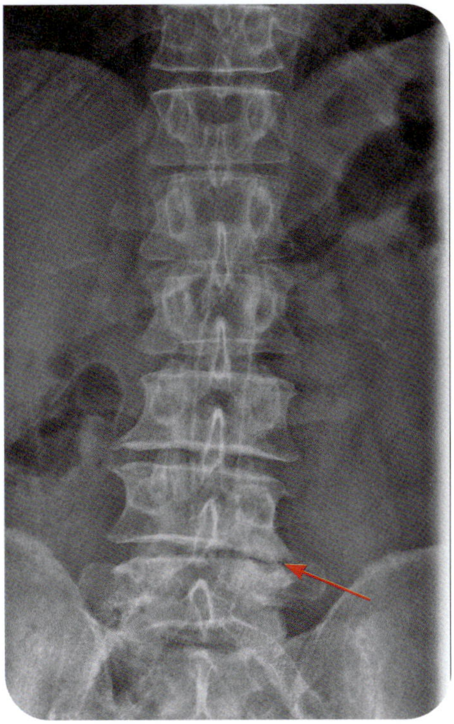

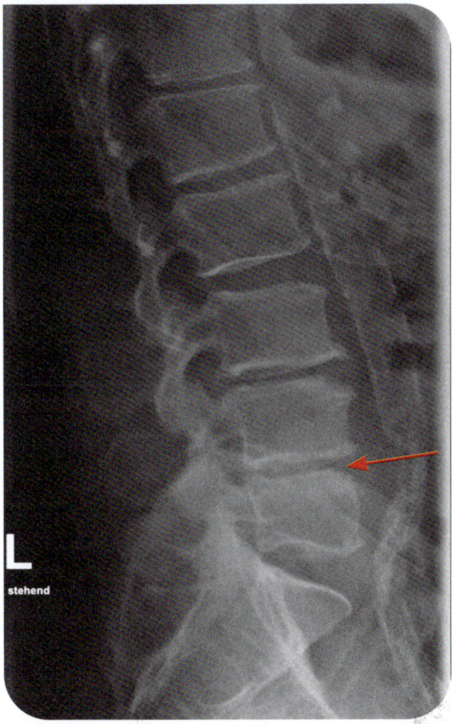

Oben: Röntgenbilder der Lendenwirbelsäule von vorne und von der Seite. Auffällig ist die geringe Höhe der vorletzten Bandscheibe. Hier sieht man typische Zeichen einer Osteochondrose. Pfeil links: Verschmälerung und Spondylophyten. Pfeil rechts: ein deutlich schmaleres Segment.

Die MRT-Bilder desselben Patienten (unten) bestätigen die Abnutzung der vorletzten Bandscheibe (roter Pfeil), eine Einengung des Spinalkanals (rote Kreise) und der Nervenaustrittspunkte (blauer Pfeil) sowie eine fortgeschrittene Arthrose der Gelenke (oranger Pfeil).

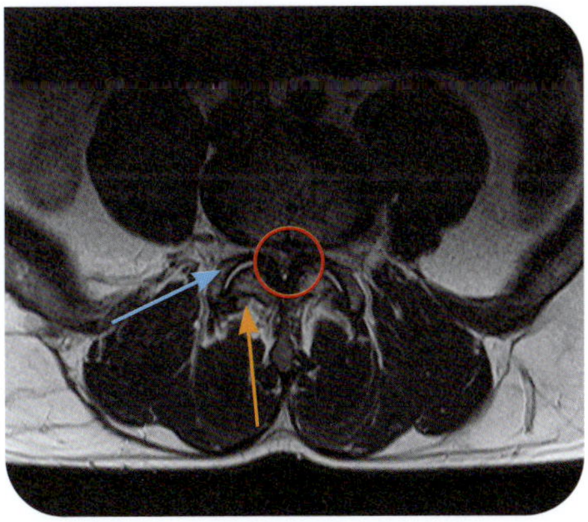

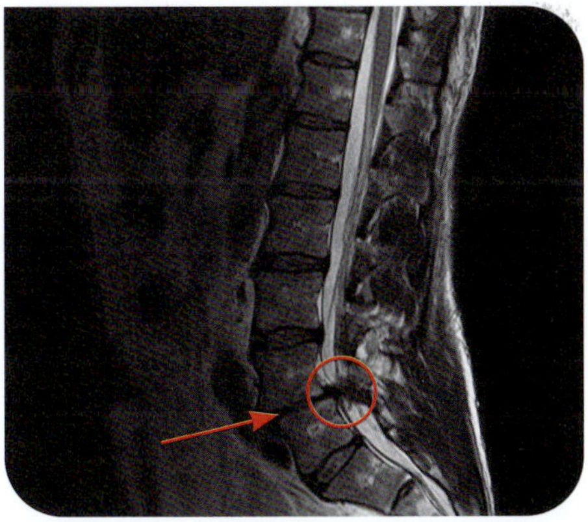

Befund ≠ Schmerz

Eines sollte man sich klarmachen: Schmerzen sind weder im Röntgen noch in der CT oder MRT sichtbar. Es ist bekannt, dass viele Veränderungen, die mit Verschleiß und Arthrose zusammenhängen, eindrucksvoll auf den Bildern erkennbar, aber oft nicht mit Schmerzen verbunden sind. Daher muss immer die Korrelation zwischen klinischem Befund und Bildgebung beachtet werden. Ein Befund heißt nicht automatisch, dass die Betroffenen auch Schmerzen haben! Das Bild dient dazu, die Verdachtsdiagnose auszuschließen oder zu bestätigen und deren Ausmaß festzustellen. Eine Bildgebung ohne vorherige Untersuchung und Verdachtsdiagnose und ohne ausreichenden Leidensdruck ist nicht sinnvoll.

Wie Spritzen bei der Diagnose helfen

Injektionen (auch Infiltrationen genannt), in vielen Fällen mit Lokalanästhetika und Kortison, kennt man hauptsächlich als Therapie: Durch das Spritzen von Medikamenten oder das Veröden von Nerven sollen sich Beschwerden bessern. Solche Injektionen können aber ebenfalls für die Diagnosestellung verwendet werden. Damit ist es möglich, Informationen darüber zu bekommen, ob eine bestimmte Struktur die Ursache der Schmerzen ist. Bei solchen Interventionen kommt ausschließlich eine kleine Menge Lokalanästhesie zum Einsatz, die gezielt und spezifisch mit Bildgebung an eine bestimmte Struktur, z. B. die Nerven, die ein Gelenk versorgen oder an eine Nervenwurzel gespritzt wird. Das anschließende Auswerten Ihres Befindens kann dann Aufschluss geben.

Wann sind solche Spritzen sinnvoll?

Die Anamnese und die klinische Untersuchung können bereits Hinweise geben, ob die Facettengelenke eine Schmerzursache sind. Allerdings gibt es an der Hals- und Lendenwirbelsäule keinen spezifischen Test, durch den sich mit ausreichender Sicherheit bestimmen lässt, ob ein Gelenk Schmerzen verursacht. Beim Iliosakralgelenk kann eine Kombination unterschiedlicher klinischer Tests den Verdacht bestärken, dass dort die Schmerzursache liegt. Die Bildgebung (Röntgen, CT, MRT) ist zwar nicht dafür geeignet zu zeigen, wo der Schmerz seine Ursache hat, ist aber wichtig, um die Lokalisation besser einzugrenzen und um andere Schmerzursachen auszuschließen.

Insbesondere wenn der Verdacht besteht, dass die Facettengelenke die Schmerzursache sind, muss vor einer diagnostischen Injektion überlegt werden, welches Gelenk als Ursache in Frage kommt. Dafür ist die Anamnese, die Bildgebung aber vor allem die klinische Untersuchung der einzelnen Segmente der Wirbelsäule wichtig. Schließlich muss das Ziel einer diagnostischen Injektion klar definiert werden. Vor einer Injektion gibt es also eine Hypothese, dass ein oder manchmal auch zwei Gelenke die Schmerzursache sein könnten.

Um dann herausfinden, ob die Hypothese korrekt ist und tatsächlich das Facettengelenk die Hauptursache für den Schmerz ist, muss eine Testblockade, ein sogenannter Medial Branch Block, durchgeführt werden. Es ist wichtig, die Diagnose eines Facettengelenkschmerzes sicherzustellen und zu lokalisieren, um eine gezielte Therapie an diesem Gelenk durchführen zu können (z. B. eine Radiofrequenz-Denervation, Seite 57). Bei dieser Testblockade, dem sogenannten Medial Branch Block, werden mittels eines lokalen Betäubungsmittels die beiden Nerven, die für die Schmerzweiterleitung aus einem Facettengelenk zuständig sind, vorübergehend ausgeschaltet (siehe nachfolgende Abbildung). Dies geschieht mit einer dünnen Nadel, die genau in die Nähe des Nervs gebracht wird. Dazu wird ein Durchleuchtungsgerät genutzt, mit dessen Hilfe es möglich ist, die Wirbelsäule der Betroffenen und die Nadel mit geringer Röntgenstrahlung darzustellen und so das Ziel präzise zu treffen. Wichtig im Anschluss an

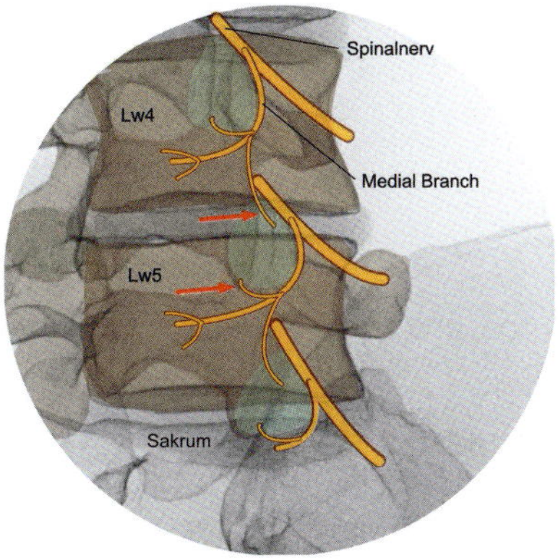

Röntgenbild mit eingezeichneten Nerven (gelb). Die beiden Nerven, die das Facettengelenk LW 4/5 versorgen, sind mit einem roten Pfeil markiert. Die Facettengelenke sind hellgrün dargestellt.

die Testinjektion ist die Auswertung, wie stark der Schmerz zurückgegangen ist. Da es sich um ein diagnostisches Verfahren handelt, ist das Ziel nicht eine dauerhafte Schmerzlinderung. Die Schmerzlinderung dauert lediglich so lange wie die Wirkdauer des verwendeten Lokalanästhetikums. Bei der Auswertung muss auch berücksichtigt werden, dass nur der Gelenkschmerz besser wird. Andere Schmerzen (z. B. Kniegelenkschmerzen) werden durch die Testblockade nicht beeinflusst. Wird der Wirbelsäulenschmerz dadurch (vorübergehend) um mindestens 50 Prozent besser, so wurde die Schmerzursache gefunden. Zeigt sich keine Besserung, muss eine andere Schmerzursache vermutet werden.

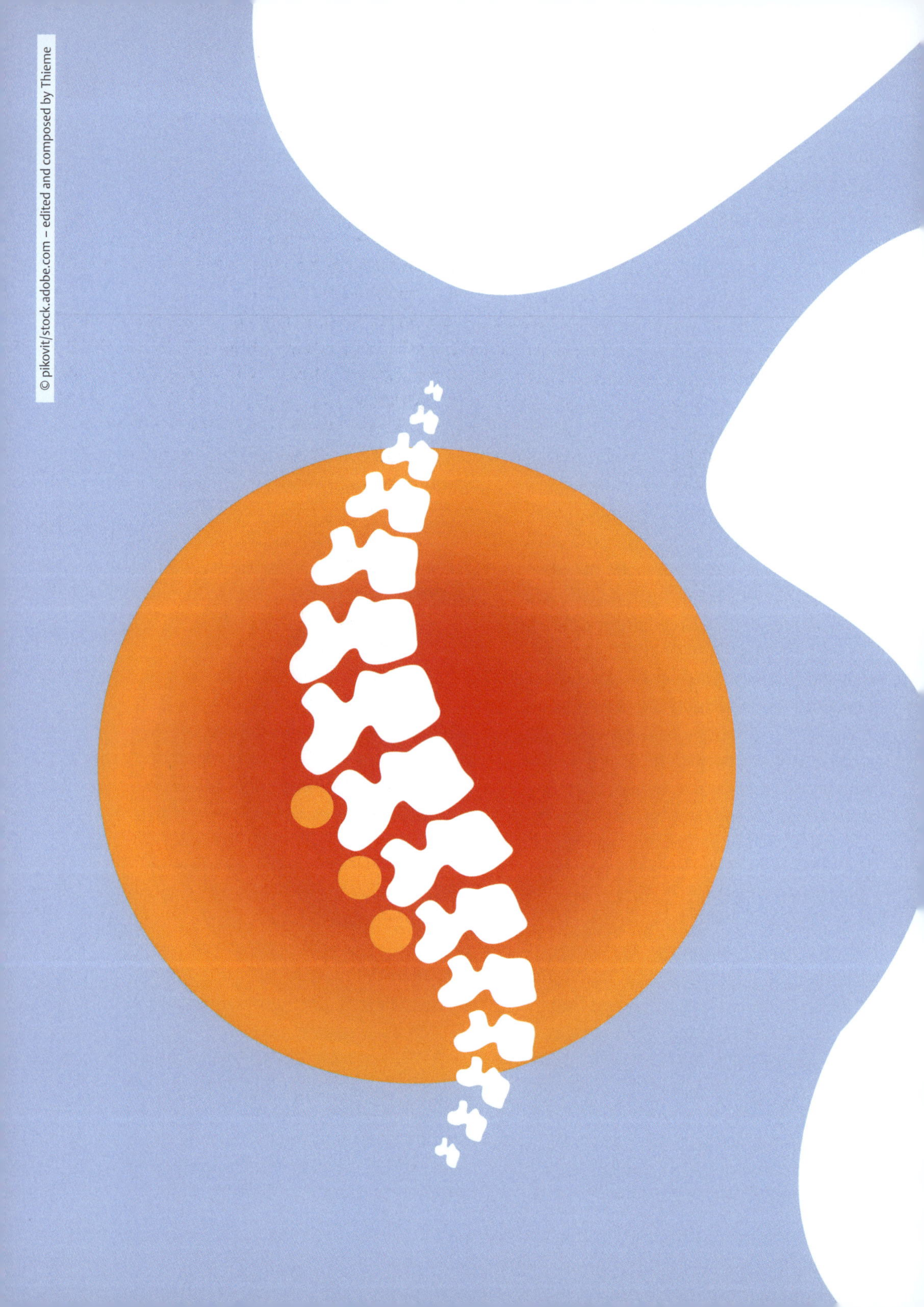

Die Behandlung

Arthrose ist nicht heilbar – doch mithilfe verschiedener therapeutischer Anwendungen ist ein beschwerdeärmeres Leben möglich. Wir zeigen hier die Möglichkeiten auf.

Physiotherapie

Nun erfahren Sie, wie Ihnen verschiedene physiotherapeutische Behandlungsmethoden dabei helfen können, Schmerzen zu lindern, die Beweglichkeit zu verbessern und die Muskulatur zu stärken.

Die Physiotherapie umfasst verschiedene Anwendungen, die individuell auf Ihre Bedürfnisse abgestimmt werden können. Dazu gehören nicht nur manuelle Behandlung und Krankengymnastik, sondern auch Anwendungen mit Wärme und leichten Stromreizen.

Manuelle Therapie

Die Manuelle Therapie ist eine Behandlungsmethode, bei der die physiotherapeutisch Behandelnden mit den Händen arbeiten, um Schmerzen zu lindern und die Beweglichkeit von Gelenken und Muskeln zu verbessern. Dabei wird das betroffene Gelenk oder die Muskulatur sanft bewegt oder massiert. Die Behandlung hilft besonders bei Problemen wie steifen Gelenken, Verspannungen oder Schmerzen. Ziel der Manuellen Therapie ist es, die Gelenke und Muskeln zu entlasten, damit sich der Körper besser bewegen kann und weniger schmerzt.

Bei der Facettengelenksarthrose wird die Manuelle Therapie genutzt, um die betroffenen Gelenke beweglicher zu machen und Schmerzen zu verringern. Die Therapeutin oder der Therapeut bewegt die Gelenke vorsichtig, um die Beweglichkeit zu erhöhen und Verspannungen zu lösen. So wird die normale Bewegung des Gelenks wiederhergestellt, was auch die Schmerzen lindert. Hier trägt die Manuelle Therapie dazu bei, die normale Beweglichkeit der Wirbelgelenke zurückzubekommen und die Lebensqualität zu verbessern.

Die Manuelle Therapie wirkt auf verschiedene Weisen. All diese Techniken zielen darauf ab, die Funktion des Körpers zu verbessern und die Schmerzen zu reduzieren:

Mobilisation: Das betroffene Gelenk wird sanft und kontrolliert bewegt, um die Beweglichkeit zu verbessern.

Manipulation: Das Gelenk wird mit einem gezielten Impuls bewegt, um Blockaden zu lösen und Schmerzen zu lindern.

Massagen: Dadurch werden verspannte Muskeln und verspanntes Gewebe entspannt, was die Durchblutung fördert und ebenfalls zur Schmerzlinderung beiträgt.

Krankengymnastik

Krankengymnastik ist eine wichtige Behandlungsweise, die hilft, die Bewegung zu verbessern und Schmerzen zu lindern. Dabei machen die physiotherapeutisch Behandelnden mit Ihnen spezielle Übungen, die Muskeln, Gelenke und das Nervensystem stärken. Ziel ist es, dass Sie sich wieder besser bewegen können, eine bessere Körperhaltung bekommen und im Alltag weniger eingeschränkt sind.

Die Übungen sind auf Ihre individuellen Bedürfnisse abgestimmt. Es können Dehnübungen, Übungen zum Stärken der Muskeln oder spezielle Übungen zur Mobilisation der Gelenke sein. Auch an der Balance und Koordination wird oft gearbeitet. Diese Übungen helfen dabei, Ihre Muskeln zu kräftigen und die Gelenke beweglicher zu machen.

Krankengymnastik wird nicht nur bei Verletzungen eingesetzt, sondern auch bei chronischen Problemen wie Rückenschmerzen, Gelenkschmerzen oder Verspannungen. Auch nach Operationen oder bei längeren Krankheiten wird sie genutzt, um die Beweglichkeit zurückzubringen oder zu verbessern. Die Physiotherapeutin oder der Physiotherapeut zeigt Ihnen, wie sie die Übungen richtig machen, um die besten Ergebnisse zu erzielen.

Bei der Facettengelenksarthrose kann die Krankengymnastik helfen, die Gelenke beweglicher zu machen und Schmerzen zu lindern. Sie unterstützt den Heilungsprozess und hilft, die Beweglichkeit zurückzugewinnen, was Ihre Lebensqualität verbessert.

Krankengymnastik am Gerät

Krankengymnastik am Gerät ist eine spezielle Form der Physiotherapie, bei der Gewichte, Bänder und andere Hilfsmittel eingesetzt werden, um die Muskeln zu stärken, die Beweglichkeit zu fördern und Schmerzen zu reduzieren.

Diese Methode hilft dabei, die Gelenke und die Wirbelsäule stabiler zu machen und das Herz-Kreislauf-System zu trainieren, wodurch die allgemeine Fitness verbessert wird. Bei der Facettengelenksarthrose ist diese Therapie besonders hilfreich, da sie die Beweglichkeit der betroffenen Wirbelgelenke verbessert, die Muskulatur rund um die Wirbelsäule stärkt und gezielt die Rücken- und die Bauchmuskulatur aufbaut.

Die Therapie ist eine aktive Behandlung, bei der Sie gezielte Übungen erlernen, die genau auf Ihre Beschwerden abgestimmt sind. Die Physiotherapeutin oder der Physiotherapeut zeigt Ihnen, wie Sie die Übungen richtig ausführen, und gibt Ihnen Übungen für zu Hause mit, damit Sie auch im Alltag besser zurechtkommen.

Ziel der Therapie ist es, Kraft, Koordination, Beweglichkeit und Ausdauer zu steigern, sodass Sie sich im Alltag leichter bewegen und Schmerzen reduzieren können. Die Geräte intensivieren das Training und fördern einen schnelleren Muskelaufbau. Dies ist besonders bei der Facettengelenksarthrose wichtig, da so die Stabilität der Wirbelsäule unterstützt und Beschwerden gelindert werden. Die Therapie trägt somit dazu bei, Ihre Lebensqualität zu steigern und die Beweglichkeit Ihrer Gelenke zu verbessern.

Wärmetherapie

Hier wird Wärme angewendet, um Schmerzen zu lindern und die Heilung zu unterstützen. Das kann auf verschiedene Weise erfolgen, zum Beispiel mit Wärmepackungen, warmen Bädern oder Heizkissen. Durch die Wärme erweitern sich die Blutgefäße, was die Durchblutung und den Stoffwechsel anregt. Dadurch werden verspannte Muskeln entspannt, und Schmerzen können gelindert werden.

Besonders bei der Facettengelenksarthrose ist Wärmetherapie hilfreich, da hier Schmerzen und Entzündungen in den betroffenen Gelenken bestehen. Durch die Anwendung von Wärme können die Muskeln und das Gewebe rund um die Gelenke entspannen, was die Schmerzen verringert und die Beweglichkeit verbessert. Außerdem fördert die Wärme die Durchblutung und hilft, Abfallstoffe schneller abzutransportieren, was die Heilung unterstützt.

In der Physiotherapie wird Wärmetherapie oft als Teil einer ganzheitlichen Behandlung eingesetzt. Sie wird häufig vor oder während der Übungen angewendet, um die Muskulatur zu entspannen und die Beweglichkeit zu erhöhen. Insgesamt ist Wärmetherapie eine einfache und effektive Methode, Ihre Lebensqualität bei Facettengelenksarthrose zu verbessern und die Heilung zu fördern.

Elektrotherapie

Hier werden elektrische Impulse eingesetzt, um Schmerzen zu lindern und die Heilung zu fördern. Diese Impulse werden über Elektroden auf der Haut in das Gewebe gesendet und wirken auf Muskeln, Nerven und Gewebe. Die Elektrotherapie hat verschiedene positive Effekte: Sie hilft, die Durchblutung zu verbessern, die Muskulatur zu lockern und die Muskelaktivität zu fördern. Zudem beeinflusst sie die Schmerzleitung, wodurch Schmerzen reduziert werden können. Sie sorgt auch für eine Erwärmung der Haut und tieferer Gewebeschichten und regt den Stoffwechsel an.

Die Elektrotherapie wird oft zusammen mit anderen Behandlungen wie Krankengymnastik oder Wärmetherapie angewendet. Sie hilft nicht nur, Schmerzen zu lindern, sondern fördert auch die Heilung, verbessert die Muskelkraft und steigert die Beweglichkeit. Besonders bei Erkrankungen wie Facettengelenksarthrose trägt sie dazu bei, den Alltag besser zu bewältigen.

Die TENS-Therapie

Ein spezielles Beispiel der Elektrotherapie ist die TENS-Therapie (Transkutane Elektrische Nervenstimulation). Bei dieser Methode werden sanfte elektrische Ströme verwendet, um Schmerzen zu blockieren und die Produktion von körpereigenen Schmerzmitteln (Endorphinen) zu fördern. TENS ist besonders hilfreich bei akuten Schmerzen, wie sie bei Facettengelenksarthrose auftreten können, und hilft zudem, die verspannte Muskulatur zu entspannen.

Hilfsmittel

Gehilfen und Orthesen sind zwar keine Behandlungsmethoden, aber sie erleichtern den Alltag bei Beeinträchtigungen der Statik sehr.

Anfangs wird man bei einer Veränderung der Statik versuchen, die Muskulatur zu lockern und zu kräftigen und vielleicht mit Orthesen zu unterstützen. Dies ist jedoch nur dann sinnvoll, wenn die Wirbelsäule noch eine Restbeweglichkeit besitzt. Es kommt aber der Zeitpunkt, zu dem der Rumpfüberhang so ausgeprägt ist, dass sich die Patientinnen und Patienten nicht mehr gerade hinstellen und dies nicht mehr kompensieren können. Da die Wirbelsäule durch die Arthrose eingesteift ist, ist es ihnen trotz großer Anstrengung auch gar nicht möglich, sich gerader zu halten. Die Ermahnung, sich gerade zu halten, führt dann zu mehr Schmerzen. Entlastung erfahren sie vor allem, wenn sie sich nach vorne abstützen können, zum Beispiel auf einem Einkaufswagen.

Gehhilfen

Anstatt die oft älteren Patientinnen und Pateinten in eine Stellung zu zwingen, die sie in jungen Jahren, bevor sie unter Arthrose litten, hatten, ist es sinnvoll, diese Einsteifung in Fehlstellung zu akzeptieren und ihnen zu helfen, damit zurechtzukommen. Falls eine aufwändige Operation, die die Statik wiederherstellt, nicht infrage kommt, können ein Gehwagen, ein Rollator oder Gehstöcke Erleichterung bringen. In weniger schweren Fällen und bei jüngeren Patientinnen und Patienten können auch Nordic-Walking-Stöcke schon Erleichterung bei ausgedehnten Spaziergängen schaffen.

Orthesen

Vor allem bei Patientinnen und Patienten, die ein Instabilitäts- oder Durchbrechgefühl haben, können halbelastische Orthesen zu einer Schmerzreduktion und besseren Mobilität führen. Die Stabilität wird nicht so sehr durch eingearbeitete Stäbe oder Verstärkungen erzielt, sondern durch Druck auf den Bauch wird die Wirbelsäule von vorn gestützt. Je länger die Orthesen gearbeitet sind, desto eher führen sie auch zu einer Bewegungseinschränkung. Eine komplette Ruhigstellung der Lendenwirbelsäule ist mit Orthesen nicht möglich, da sie hierzu das Becken überspannen müssten. Es reicht, die oft zu schwach ausgeprägte Bauchmuskulatur zu unterstützen, um Beschwerden zu lindern. Bei vom ISG-Syndrom Betroffenen können schon relativ kurze Orthesen, die das Iliosakralgelenk etwas zusammenhalten, zu einer deutlichen Beschwerdelinderung führen.

Es gibt eine langanhaltende Kontroverse darüber, ob es in Orthesen zu einem Abbau der Muskulatur kommt. Nachgewiesen werden konnte dies bislang nicht. Anders als beispielsweise bei einem Gipsverband am Ellenbogen ist die Beweglichkeit nicht komplett aufgehoben. Auch in der Orthese wird die Rumpfmuskulatur noch benötigt, um aufrecht zu stehen und sich zu bewegen. Wenn die Betroffenen zudem in der Orthese weniger Beschwerden haben und dadurch aktiver sind, kann sie sogar einem Muskelabbau entgegenwirken. Zudem muss sie nicht zwingend ganztags getragen werden, sondern oft nur bei den Tätigkeiten, bei denen ohne Orthese Schmerzen erwartet werden, z. B. langem Stehen, Gartenarbeit, Einkaufen etc.

Beispiele für Orthesen

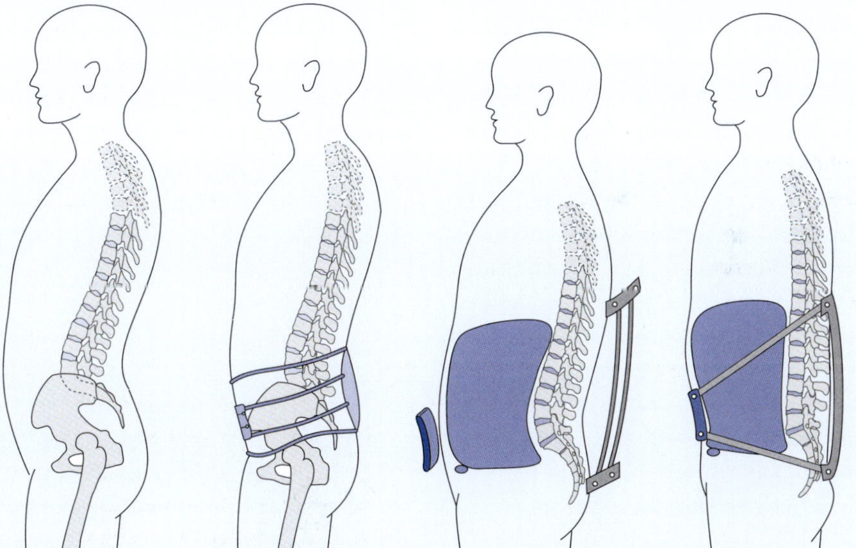

Krämer R, Matussek J, Theodoridis T. Orthesen. In: Krämer R, Matussek J, Theodoridis T, Hrsg. Bandscheibenbedingte Erkrankungen. 6. Auflage. Stuttgart: Thieme; 2013

Spritzen und Nervenverödungen

Auch über Spritzen und letztlich auch die Stilllegung einzelner Nerven kann der Schmerz erfolgreich behandelt werden. Wann und wie erfahren Sie hier.

Für eine Injektion kommen verschiedene Zielstrukturen an der Wirbelsäule infrage. Häufig wird der Begriff »periradikuläre Therapie« (PRT) für Injektionen im Bereich der Wirbelsäule verwendet. Strenggenommen handelt es sich bei einer PRT um eine Injektion an eine Nervenwurzel. Sie wird vor allem dann durchgeführt, wenn die Nervenwurzel z. B. durch einen Bandscheibenvorfall gereizt oder gedrückt ist. Typische Beschwerden sind Schmerzen im Bein (im Versorgungsgebiet des Nerven) ggf. mit Gefühlsstörungen und einer Schwäche im Fuß. Möglich sind auch Injektionen in den Spinalkanal am Rücken in der Mitte zwischen den Dornfortsätzen.

Bei Rückenschmerzen und insbesondere bei einer Wirbelsäulenarthrose spielen die Facettengelenke und das Iliosakralgelenk eine wichtige Rolle als Schmerzursache. Möglich sind dann Injektionen (Spritzen) an die Gelenke, aber auch eine Ausschaltung der Schmerzweiterleitung durch Denervierung kleiner Nerven kommt infrage. Diese Verfahren stellen wir Ihnen im Folgenden vor.

Wann werden Infiltrationen durchgeführt?

Häufig ist eine Entzündungsreaktion des Gelenks selbst und seiner Umgebung die Ursache von Schmerzen der Facettengelenke und des Iliosakralgelenks. Das Ziel einer Infiltration, also einer Spritze an der entsprechenden Stelle, ist deshalb, diese Entzündung zu bekämpfen.

Dazu werden entzündungshemmende Medikamente (häufig Kortison, oft zusammen mit einem lokalen Betäubungsmittel) verwendet. Gespritzt wird in die Umgebung des Gelenks, möglich sind aber auch Injektionen in die Gelenkkapsel oder in den Gelenkspalt.

Für die Durchführung solcher Infiltrationen gibt es unterschiedliche Techniken. Dabei kann man sich an anatomischen Landmarken (tastbaren Knochenstrukturen) orientieren. Um das Ziel exakt zu erreichen, kann es aber nützlich sein, es sich mittels Ultraschall oder einer Röntgen-Durchleuchtung anzusehen. Damit lässt sich während der Behandlung sowohl die Wirbelsäule als auch die Nadel bildlich darstellen, damit die Nadel präzise an das Ziel geführt werden kann. In einigen Behandlungszentren wird dies auch unter Kontrolle eines Computertomographen durchgeführt. Diese Methode geht allerdings mit einer erhöhten Strahlenbelastung einher, ist aber nicht zwangsläufig genauer.

Die Radiofrequenz-Denervation

Eine Radiofrequenz-Denervation (RF-Denervation) ist eine Therapie, die bei ausgewählten Patientinnen und Patienten mit chronischen Rücken-, Kreuz- oder Nackenschmerzen infrage kommt. Sie wird nur dann durchgeführt, wenn zuvor mit großer Wahrscheinlichkeit festgestellt werden konnte, dass der bestehende spezifische Rücken- oder Nackenschmerz seinen Ursprung wirklich in einem oder mehreren Facettengelenken oder im Iliosakralgelenk hat.

Vor dem Entschluss zu dieser Behandlung sollten auch noch eine eingehende Anamnese und eine klinische Untersuchung durchgeführt werden. Dabei werden vorhandene bildgebende Verfahren wie Röntgenbilder, CT und MRT in die Überlegungen einbezogen, um einzuordnen, um welche Erkrankung es sich handelt. Um die Diagnose zu sichern, werden dann noch Testblockaden (Medial Branch) durchgeführt, wie sie bereits beschrieben wurden (S. 47). Empfohlen wird die zweimalige Durchführung dieser Testblockaden. Beide Male sollten sie zu mindestens 50 Prozent Schmerzreduktion geführt haben. Erst dann kommt eine Radiofrequenz-Denervation infrage.

Ziel der Denervation ist die Schmerzlinderung. Sie wird durch eine Unterbrechung der Schmerzweiterleitung in einem spezifischen Nerv erreicht. Dafür wird der Nerv, der die Schmerzimpulse aus dem Gelenk weiterleitet, direkt am Gelenk durch Hitze unterbrochen, so dass keine Impulse mehr weitergeleitet werden können. Dieses Unterbrechen des Nervs wird »Denervation« oder »Neurotomie« genannt. Da Wärme verwendet wird, wird auch von einer »Verödung«, einer »Koagulation« oder einem »Verkochen« des Nervs gesprochen.

Was wird bei der Radiofrequenz-Denervation genau gemacht?

Bei einer RF-Denervation liegen Sie in Bauchlage auf einer speziellen Liege. Eine Narkose ist nicht notwendig, eine Sedierung kann aber durchgeführt werden. Um die für die Verödung des Nervs nötige Wärme zu erzeugen, wird Hochfrequenz-Wechselstrom eingesetzt. Es wird also für die Behandlung ein Gerät benötigt, das diesen Strom erzeugen und kontrollieren kann.

Die Denervation kann im Rahmen einer stationären Schmerztherapie, aber auch ambulant in einer Praxis durchgeführt werden. Der kleine Eingriff dauert 30–45 Minuten, je nachdem, wie viele Nerven verödet werden. Danach wird Ihr Kreislauf noch ca. 30 Minuten überwacht, bevor Sie nach Hause gehen dürfen. Es ist sinnvoll, dass eine Begleitperson Sie nach Hause fährt.

Die Wirkung setzt häufig erst nach ein paar Tagen ein, da der Rücken anfangs durch die hohe Temperatur gereizt ist. Bei einer erfolgreichen Behandlung können sich die Schmerzen für Monate, aber auch über ein Jahr anhaltend bessern. Sollten dann erneut Schmerzen auftreten, ist eine Wiederholung möglich.

Eine Radiofrequenz-Denervation kann an allen Abschnitten der Wirbelsäule durchgeführt werden. In einer aktuellen Leitlinie mit einer Patientenversion werden Indikation und Vorgehen beschrieben.

So geht es im Einzelnen vor sich: Bevor die eigentliche Behandlung beginnt, werden einige wichtige Vorbereitungen getroffen. Zunächst wird eine sogenannte Neutralelektrode auf Ihrer Haut angebracht. Diese besteht aus einer relativ großen, flachen Klebeelektrode, die mit einem medizinischen Gerät, dem Generator verbunden ist. Die Elektrode sorgt später dafür, dass der elektrische Strom, der während der Behandlung durch den Körper fließt, sicher wieder abgeleitet wird.

Wie entstehen die eine Arthrose begleitenden Schmerzen und Entzündungsreaktionen?

Bei einer Arthrose werden Rezeptoren, also Signalvermittler, im betroffenen Gelenk aktiv, die dem Gehirn mitteilen, dass die Gefahr einer Gewebeschädigung besteht. Das Warnsignal wird von dem Rezeptor am Gelenk über feine Nerven zunächst an das Rückenmark und dann an das Gehirn weitergleitet. Dort wird es weiterverarbeitet und kann als Schmerz wahrgenommen werden. Bei chronischen, über Wochen anhaltenden Schmerzen ist die Warnfunktion oft nicht mehr relevant und doch wird weiterhin ein Schmerz empfunden.

Zusätzlich wird eine spezielle feine Sonde durch eine Hohlnadel genau an die Stelle im Körper geführt, an der sich der zu behandelnde Nerv befindet. Dabei ist nur der vorderste Bereich der Sonde (etwa 5 bis 10 Millimeter) nicht isoliert. Das bedeutet: Nur an dieser kleinen Spitze kann später gezielt Strom abgegeben werden.

Nun wird die Haut an der geplanten Einstichstelle desinfiziert. Wenn nötig, erhalten Sie dort eine lokale Betäubung, um den Einstich möglichst schmerzfrei zu machen. Anschließend wird eine dünne Nadel (Kanüle) durch die Haut und das darunterliegende Gewebe an ein Facettengelenk der Wirbelsäule geführt. Das Ziel ist es, die Spitze der Kanüle exakt an die Stelle zu bringen, an der der kleine Nervenast (Medial Branch) verläuft, der dieses Gelenk mit Schmerzsignalen versorgt. Damit die Position der Kanüle wirklich stimmt, wird der Vorgang von außen ständig mit einem speziellen Röntgengerät kontrolliert, dem sogenannten C-Bogen. Dabei entstehen Durchleuchtungsbilder, die zeigen, ob die Nadelspitze richtig liegt, also tatsächlich am Knochen in der Nähe des Zielnervs.

Ist die Kanüle korrekt platziert, wird der Nervenast, der verödet werden soll ebenfalls lokal betäubt. Danach wird die feine Radiofrequenzsonde in die Hohlnadel eingeführt. Nun beginnt der eigentliche Behandlungsschritt: Der Generator erzeugt zwischen der Neutralelektrode auf Ihrer Haut und der nicht-isolierten Spitze

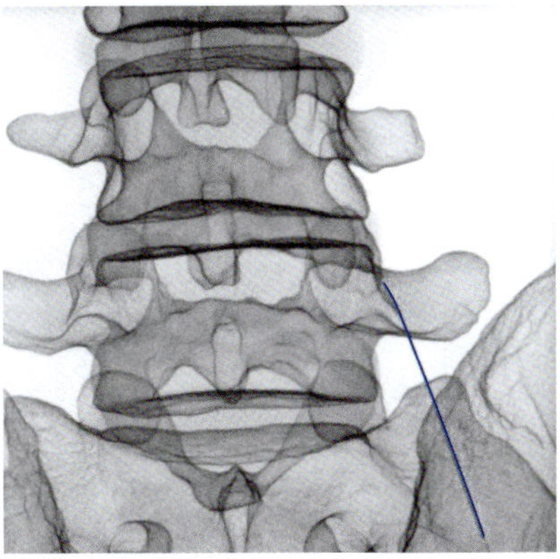

Darstellung einer Radiofrequenz-Denervation unter Durchleuchtung an einem anatomischen Modell. Die Nadel wurde blau eingefärbt.

der Kanüle ein elektrisches Feld. Dadurch bildet sich an dieser Stelle Hitze.

Die Temperatur an der Sondenspitze wird vom Gerät präzise überwacht. Es sind 75 bis 90 Grad notwendig, um den kleinen Nerv gezielt zu veröden, also seine Schmerzleitung dauerhaft zu unterbrechen. Diese Temperatur wird meist zwischen 60 und 120 Sekunden aufrechterhalten.

Ziel dieser sogenannten Denervation ist es, dass der behandelte Nerv über eine gewisse Strecke dauerhaft seine Funktion verliert und somit keine Schmerzen mehr weiterleiten kann. Die Wirkung setzt nicht immer sofort ein, sondern kann sich nach und nach entwickeln. In vielen Fällen bringt dieser Eingriff eine spürbare und länger anhaltende Schmerzlinderung.

Konservative Komplexbehandlung

Schmerz hat viele Auswirkungen und muss immer auch in seinen Wechselwirkungen mit den Symptomen betrachtet werden. Die konservative Komplexbehandlung bezieht alle Seiten mit ein.

Schmerzen sind ein Warnsignal des Körpers, das auf eine Gewebeschädigung und drohende Gefahr hinweist. Bestehen die Schmerzen aber über einen längeren Zeitraum von über 12 Wochen, kann es sein, dass wir uns zwar überhaupt nicht in Gefahr befinden, aber trotzdem noch immer das das Warnsignal »Schmerz« wahrnehmen. Doch chronische Schmerzen haben häufig eine Ursache. Und Schmerzen und Funktionseinschränkung an der Wirbelsäule können auch zu psychischen Beeinträchtigungen wie Frust (Wut), Traurigkeit (Depression) und Angst führen.

Als Therapieansatz hilft uns hier das biopsychosoziale Modell zur Erklärung von Gesundheit und Krankheit, das die Wechselwirkungen zwischen biologischen, psychologischen und sozialen Faktoren berücksichtigt. Das biopsychosoziale Modell fördert ein ganzheitliches Verständnis und wird verwendet, um individuelle Behandlungsansätze für eine erfolgreiche Behandlung zu entwickeln.

Biologische Faktoren umfassen genetische Veranlagungen, physiologische Prozesse, körperliche Erkrankungen und Verletzungen. Biologische Faktoren können die Anfälligkeit für bestimmte Krankheiten und die Gesundheit beeinflussen.

Psychologische Faktoren sind Verhaltensweisen, Gefühle, Gedanken und psychische Erkrankungen. Sie können das Wohlbefinden und die Fähigkeit zur Bewältigung von Stress und Herausforderungen beeinflussen. Sie sind wichtig für die Schmerzwahrnehmung und die Reaktion auf Therapien.

Soziale Faktoren sind das soziale Umfeld der Betroffenen wie Beziehungen, kulturelle Einflüsse, wirtschaftliche Bedingungen und Lebensstil. Das soziale Umfeld einer Person kann erheblichen Einfluss auf die Genesung und Gesundheit haben.

Bestehende chronische Schmerzen und Funktionsstörungen zu behandeln, gelingt oft nur in der Zusammenarbeit von Personen aus ärztlichen, psychologischen, physiotherapeutischen und weiteren medizinischen Berufsgruppen. Bei der konservativen Komplexbehandlung werden verschiedene therapeutische Methoden einbezogen, um eine umfassende und individuelle Behandlung zu gewährleisten.

Typische Komponenten einer Komplexbehandlung können sein:

Physiotherapie: Gezielte Übungen, Manuelle Therapien und Mobilisationstechniken helfen, Schmerzen zu lindern, die Beweglichkeit zu verbessern und die Muskulatur zu stärken.

Biopsychosoziales Modell

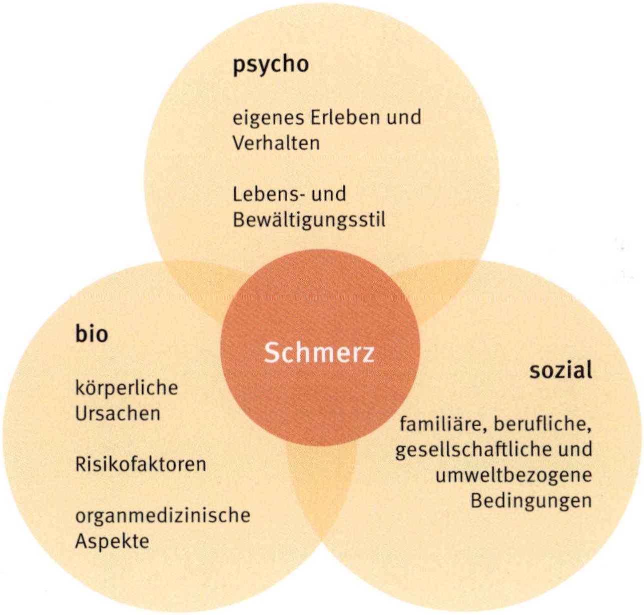

Heinrich M., Hamel M., Marnitz U. Ihr Weg aus den Rückenschmerzen. Stuttgart: TRIAS; 2022

Medikamente: Schmerzmittel und entzündungshemmende Medikamente können eingesetzt werden, um Beschwerden zu lindern und die Lebensqualität zu verbessern.

Infiltrationen: Durch gezielte Infiltrationen können Entzündungen und Schmerzen am Ort ihres Entstehens gelindert und die Belastungsfähigkeit wiederhergestellt werden.

Psychologische Unterstützung: Stressbewältigung, Entspannungstechniken und psychologische Beratung helfen, die psychischen Aspekte von Schmerzen zu beleuchten und Bewältigungsmechanismen zu erlernen.

Ernährungsberatung: Eine ausgewogene Ernährung trägt zur allgemeinen Gesundheit bei, reduziert Entzündungen im Körper und wirkt sich somit positiv auf den Bewegungsapparat aus.

Alternative Therapien: Methoden wie Akupunktur, Osteopathie oder Chirotherapie können ergänzend zur Schmerzlinderung und Funktionsverbesserung beitragen.

Schulung und Selbstmanagement: Patientinnen und Patienten werden in Techniken zur Selbsthilfe und zum Umgang mit ihren Beschwerden geschult, um ihre Lebensqualität zu verbessern und Rückfälle zu vermeiden.

Das Ziel der multimodalen Komplexbehandlung ist es, die verschiedenen Aspekte der Beschwerden zu berücksichtigen und eine individuelle Therapie zu entwickeln, die auf die spezifischen Bedürfnisse der Betroffenen abgestimmt ist. Dieser ganzheitliche Therapieansatz trägt dazu bei, die Lebensqualität zu steigern und die Funktionalität des Bewegungsapparats nachhaltig zu verbessern.

8 Tipps für Ihren Alltag

Bei Facettengelenksarthrose ist es wichtig, den Tag so zu gestalten, dass die Wirbelsäule bestmöglich unterstützt wird, angepasst an die individuellen Beschwerden und Bedürfnisse.

Ein bewusster Umgang mit Bewegung, Haltung und Belastung kann helfen, Schmerzen zu lindern und die Gelenke zu schonen. Kleine Veränderungen im täglichen Leben – sei es beim Sitzen, Heben, Stehen oder Schlafen – können einen großen Unterschied machen. Ziel ist es, Überlastungen zu vermeiden, die Muskeln zu stärken, die Beweglichkeit zu erhalten bzw. zu verbessern und den Rücken stärker zu machen, um ihn im Alltag besser zu unterstützen und langfristig zu entlasten.

Hier sind einige Tipps, die Sie dabei unterstützen können:

1 Morgenroutine zur Mobilisation

Starten Sie den Tag mit einer sanften Morgenroutine, die speziell auf Ihre Bedürfnisse abgestimmt ist. Entwickeln Sie aus den Übungen Ihres Übungsprogramms eine persönliche Abfolge, die Ihnen hilft, Schmerzen zu reduzieren und die Beweglichkeit zu fördern. Die Routine kann morgens im Bett oder auf einer Matte ausgeführt werden, um den Körper sanft auf den Tag vorzubereiten.

2 Atemübungen zur Entspannung

Bewusste Atmung versorgt Ihr Gehirn mit mehr Sauerstoff, was Ihnen Energie gibt und hilft, leistungsfähiger und produktiver im Alltag zu sein. Sie hilft, den Körper in einen entspannten Zustand zu bringen, unterstützt eine tiefere Bewegungsausführung und schult das Körperbewusstsein. Zudem reduziert sie Stress, lockert die Muskulatur, kann Schmerzen lindern und fördert eine bessere und aufrechtere Körperhaltung sowie eine ruhigere, konzentriertere Ausführung von Bewegungen.

3 Regelmäßige Bewegung

Achten Sie darauf, sich täglich ausreichend zu bewegen, um die Durchblutung zu fördern, den Stoffwechsel und das Lymphsystem zu aktivieren, Verspannungen vorzubeugen und die Muskulatur zu stärken. Empfehlenswert sind Bewegungsformen wie Spaziergänge, Schwimmen, Radfahren oder gezielte Rückenübungen. Eine weitere Möglichkeit, mehr Bewegung in den Alltag zu integrieren, ist es, bewusst kleine Veränderungen vorzunehmen, wie die Treppe statt den Aufzug zu nehmen oder kurze Strecken zu Fuß statt mit dem Auto zurückzulegen. Vermeiden Sie plötzliche oder ruckartige Bewegungen, die den Rücken belasten können.

4 Positives Denken und Geduld

Durch einen aktiven und bewussten Lebensstil können Sie Beschwerden deutlich reduzieren. Seien Sie geduldig mit sich selbst und nehmen Sie kleine Fortschritte wahr. Positives Denken und ein bewusster Umgang mit Ihrem Körper sind wichtige Bausteine für ein gutes Lebensgefühl. Durch kleine Alltagsanpassungen, eine individuelle Morgenroutine und das bewusste Einbinden von Übungen in Ihren Tagesablauf können Sie Ihre Lebensqualität verbessern und die Belastung für Ihre Wirbelsäule minimieren. Hören Sie auf die Signale Ihres Körpers und passen Sie die Empfehlungen an Ihre persönlichen Bedürfnisse und Ihre Lebenssituation an.

5 Ausreichend Schlaf

Achten Sie auf eine gesunde Schlafhygiene, denn ausreichender und erholsamer Schlaf sind wichtig für die Regeneration ihres Körpers. Besonders für Menschen mit Rückenschmerzen ist guter Schlaf essenziell, da sich Muskeln und Bandscheiben in der Nacht erholen. Während des Schlafs wird Erlebtes vom Tag verarbeitet, der Körper entspannt sich und kann neue Energie für den nächsten Tag schöpfen. Regelmäßige Bewegung am Tag fördert zudem einen besseren Schlaf.

6 Dynamisches Sitzen

Vermeiden Sie es, über längere Zeit in der gleichen Sitzhaltung zu bleiben. Stehen Sie regelmäßig auf, bewegen Sie sich und wechseln Sie ihre Sitzposition, um die Wirbelsäule zu entlasten. Setzen Sie sich mal auf die Stuhlkante, ohne sich anzulehnen und mal angelehnt. Nutzen Sie dabei immer die gesamte Sitzfläche. Die nächste Sitzhaltung ist immer die beste. Dynamisches Sitzen verbessert die Durchblutung und versorgt die Bandscheiben sowie Muskeln besser mit Nährstoffen. Es beugt Haltungsstörungen und Fehlbelastungen vor, entlastet die Muskulatur und verringert das Risiko für Verspannungen. Zudem kann Bewegung helfen, Stress abzubauen und das allgemeine Wohlbefinden zu steigern.

7 Rückenschonendes Heben

Heben Sie schwere Gegenstände immer rückenschonend, um Verletzungen und Schmerzen zu vermeiden. Tragen Sie die Last möglichst nah am Körper, damit der Rücken nicht unnötig belastet wird. Gehen Sie zum Heben in die Knie oder in die Hocke und nutzen Sie die Kraft Ihrer Beinmuskeln. Halten Sie den Rücken gerade und neigen Sie ihn leicht nach vorne. Vermeiden Sie ruckartige Bewegungen und heben Sie den Gegenstand langsam und kontrolliert an. Besonders wichtig ist es, auf eine gute Haltung und die richtige Ausführung zu achten, wenn bereits Rückenschmerzen bestehen.

8 Ausreichend trinken

Trinken Sie täglich mindestens 1,5–2 Liter Wasser oder ungesüßten Tee, um Ihre Bandscheiben mit ausreichend Flüssigkeit zu versorgen. Eine gute Hydration hält das Gewebe elastisch und unterstützt die Nährstoffversorgung der Muskulatur. Der Körper verliert durch natürliche Prozesse wie Atmen, Schwitzen oder den Toilettengang über den Tag Wasser. Daher ist es wichtig, genug Flüssigkeit aufzunehmen, um diesen Verlust auszugleichen. Nur so können die Bandscheiben ihre Funktion optimal ausüben und die Wirbelsäule stabilisieren. Am besten starten Sie bereits morgens nach dem Aufstehen mit einem Glas Wasser, um den Flüssigkeitshaushalt direkt auszugleichen.

Die Operation

In seltenen Fällen wird bei Facettengelenksarthrose operiert. Hier erfahren Sie alles Nötige dazu.

Eine Operation bei alleiniger Arthrose der Facettengelenke ist eher die Ausnahme. Die Facettengelenksarthrose kann aber zu anderen Problemen führen, die operativ mithilfe verschiedener Methoden korrigiert werden können.

OP bei Spinalkanalstenose (Dekompression)

Bei einer Spinalkanalstenose ist die Operation oft die einzige Möglichkeit, den Nerven wieder Platz zu verschaffen. Man spricht von einer Dekompression, weil die Einengung (Kompression) des Rückenmarksschlauchs beseitigt wird. Da es sich um eine mechanische Einengung handelt, können weder Spritzen noch Physiotherapie hier langfristig helfen.

Diese minimalinvasive und kurze Operation führt meist zu einer sofort wahrnehmbaren Verbesserung der Gehstreckenlänge und einer Verminderung der in die Beine ausstrahlenden Beschwerden.

Bei der Operation wird nur ein kleiner Schnitt am Rücken gemacht. Dann wird entweder mit einem Mikroskop – oder mittlerweile auch in Schlüssellochtechnik mit einem Endoskop – in den Spinalkanal gesehen. Anschließend werden die Knochenanbauten, die den Kanal oder die Nervenwurzeln einengen, mit einer Fräse abgetragen, bis sie wieder ausreichend Platz haben. Komplikationen sind bei diesem Eingriff selten. Falls Sie Blutverdünner nehmen und diese aus anderen Gründen vor der OP nicht abgesetzt werden können, besteht allerdings die Gefahr, dass sich ein Bluterguss bildet. Daher sollte vor der Operation Rücksprache mit dem Hausärztin oder dem Hausarzt erfolgen, ob ein Absetzen für einige Zeit möglich ist. In seltenen Fällen kann sein, dass die Nervenhaut einreißt und Nervenwasser austritt.

Spondylodese bei Bandscheibendegeneration

Eine hochgradige Bandscheibendegeneration, die meist mit einer Facettengelenksarthrose einhergeht, kann zu langanhaltenden Rückenschmerzen führen. Wenn alle konservativen Maßnahmen ausgereizt sind, im Röntgen eine zunehmende Fehlstellung zu sehen ist und im MRT eine dauerhafte Reizung der angrenzenden Wirbelkörper nachweisbar ist, kann eine sogenannte Spondylodese sinnvoll sein. Dabei sollen nur die Segmente operiert werden, die ohnehin schon in ihrer Beweglichkeit stark eingeschränkt sind und die korrekte Stellung der Wirbelkörper zueinander soll wiederhergestellt werden.

Was wird bei einer Spondylodese gemacht?

Es wird zunächst die kaputte Bandscheibe komplett ausgeräumt und anschließend ein Platzhalter (Cage) eingebracht, um den richtigen Abstand und den richtigen Winkel zwischen den Wirbelkörpern wiederherzustellen. Anschließend werden in jeden Wirbel zwei Schrauben eingebracht und die Wirbel mittels Stangen verbunden, um sie in Position zu halten. Zusätzlich werden die arthrotisch veränderten Facettengelenke entfernt, um den darunterliegenden Nerven wieder ausreichend Platz zu geben. Der dabei gewonnene Knochen wird im Bandscheibenfach platziert, damit die Wirbel miteinander verwachsen können. Dies dauert ca. 3 Monate.

OP bei Instabilität?

Ab wann und ob eine Instabilität durch eine Operation stabilisiert werden muss, wird sehr kontrovers diskutiert. Denn Instabilitäten, die aufgrund von Abnutzung entstehen, sind oft nicht so ausgeprägt wie kindliche und müssen daher nur selten operativ korrigiert werden. Hier lohnt es sich, zunächst Bauch- und Rückenmuskulatur zu trainieren und auch, die Entlastung durch eine Orthese zu versuchen. Nur wenn eine Instabilität zu einer Spinalkanalstenose führt und die Facettengelenke sehr senkrecht stehen, kann es sinnvoll sein, neben der Stenose auch gleichzeitig die Instabilität operativ zu behandeln. In diesem Fall würde die alleinige Dekompression, zu einer weiteren Destabilisierung führen.

Abhängig vom Befund kann diese OP-Technik abgewandelt werden. So gibt es verschiedene Formen von Platzhaltern, die entweder von hinten durch den Spinalkanal, von vorne durch den Bauch oder von der Seite eingebracht werden können. Je nachdem, wie viel Knochen von den Gelenken abgetragen werden muss, kann der Eingriff offen oder minimalinvasiv durchgeführt werden. Je größer die Fehlstellung ist und je ausgedehnter der Eingriff, desto größer ist die Wahrscheinlichkeit, dass ein rein minimalinvasiver Eingriff nicht möglich ist. Das Langzeitergebnis hängt nicht so sehr von der Größe des Eingriffs ab, als vielmehr davon, wie gut Höhe und Winkel wiederhergestellt wurden. Es ist ratsam, dass Sie sich hier eine Fachärztin oder einen Facharzt mit Erfahrung in einer spezialisierten Einrichtung suchen und auch mehr als eine Meinung einholen, bevor Sie sich zu einer Operation entschließen.

Korrekturoperation

Betrifft die Arthrose, die Degeneration und die Versteifung nicht nur ein Bewegungssegment, sondern größere Abschnitte, kann dies zu einer Veränderung der Statik führen. Wenn dadurch auch die Geh- und Stehfähigkeit beeinträchtigt ist, kann die korrekte Statik durch eine Operation wiederhergestellt werden. Je nach Ausmaß der schon eingetretenen Versteifung kann die korrekte Stellung durch Platzhalter wie beschrieben (Seite 67) wiederhergestellt werden. Liegt schon eine komplette Versteifung vor, ist eine Aufrichtung nur durch eine Osteotomie, bei der ein Keil aus der Wirbelsäule herausgeschnitten wird, möglich. Oft beginnen Aufrichtungsoperationen am Becken und führen bis in die Brustwirbelsäule hoch. In der Regel sind solche ausgedehnten Operationen nur sinnvoll, wenn die Wirbelsäule in Fehlstellung eingesteift und die Lebensqualität stark eingeschränkt ist.

Was spricht gegen eine OP?

Nicht nur die Erfahrung der Chirurginnen und Chirurgen, sondern auch einige Faktoren, die Sie selbst mitbringen, tragen zum Gelingen der Operation bei. So führt starkes Übergewicht oft zu Wundheilungsstörungen und im Verlauf zu einem Verschleiß der Nachbarsegmente. Durch Rauchen und Nikotin ist die Durchblutung verschlechtert und damit kann die Knochenheilung ausbleiben. Beide Faktoren – Übergewicht und Rauchen – führen per se zu Rückenschmerzen. Bevor eine Operation in Betracht gezogen wird, sollten Sie daher den Versuch unternehmen, abzunehmen und auf Nikotin zu verzichten.

Gerinnungsstörung und die Einnahme von Gerinnungshemmern oder Blutverdünnern können bei einer Operation zu unkontrollierbaren Blutungen und im

Nachhinein zur Entstehung von Blutergüssen, die auf die Nervenbahnen drücken, führen. Daher ist es wichtig, dass Sie mögliche Gerinnungsstörungen vorab abklären und nach Rücksprache mit Ihrer Ärztin oder Ihrem Arzt etwaige Medikamente wie z.B. auch Aspirin (ASS) rechtzeitig absetzen. Sollte dies nicht möglich sein, muss die Wirbelsäulenoperation unter Umständen verschoben werden.

Da sich Infektionen im Körper ausbreiten und im OP-Gebiet anlagern können, sollten Sie zum Zeitpunkt der Operation infektfrei sein. Dies gilt auch für Erkältungen, eitrige Zähne, eingewachsene und entzündete Zehennägel und anderes.

Wenn Sie generell unter einer eingeschränkten Gesundheit, unter Herz-Kreislauf-Erkrankungen oder Ähnlichem leiden, muss gut überlegt werden, welche Art der Operation noch zumutbar ist. Unter Umständen kann eine kurze minimalinvasive Erweiterung des Spinalkanales, so wie sie oben beschrieben wurde, machbar, eine große Aufrichtungsoperation der gesamten Wirbelsäule jedoch zu viel sein. Diese Möglichkeiten sollten Sie mit der Chirurgin und dem Chirurgen besprechen.

Befunde immer mitbringen

Bringen Sie immer alle Befunde über Vorerkrankungen und einen aktuellen Medikamentenplan zum ärztlichen Termin mit. Auch Voroperationen am Rücken oder Bauch sind für die Planung sehr wichtig. Dabei ist es unerheblich, wie lange diese schon zurückliegen. Selbst lange zurückliegende Voroperationen können zu Vernarbungen führen, die weitere Operationen erschweren oder unmöglich machen können.

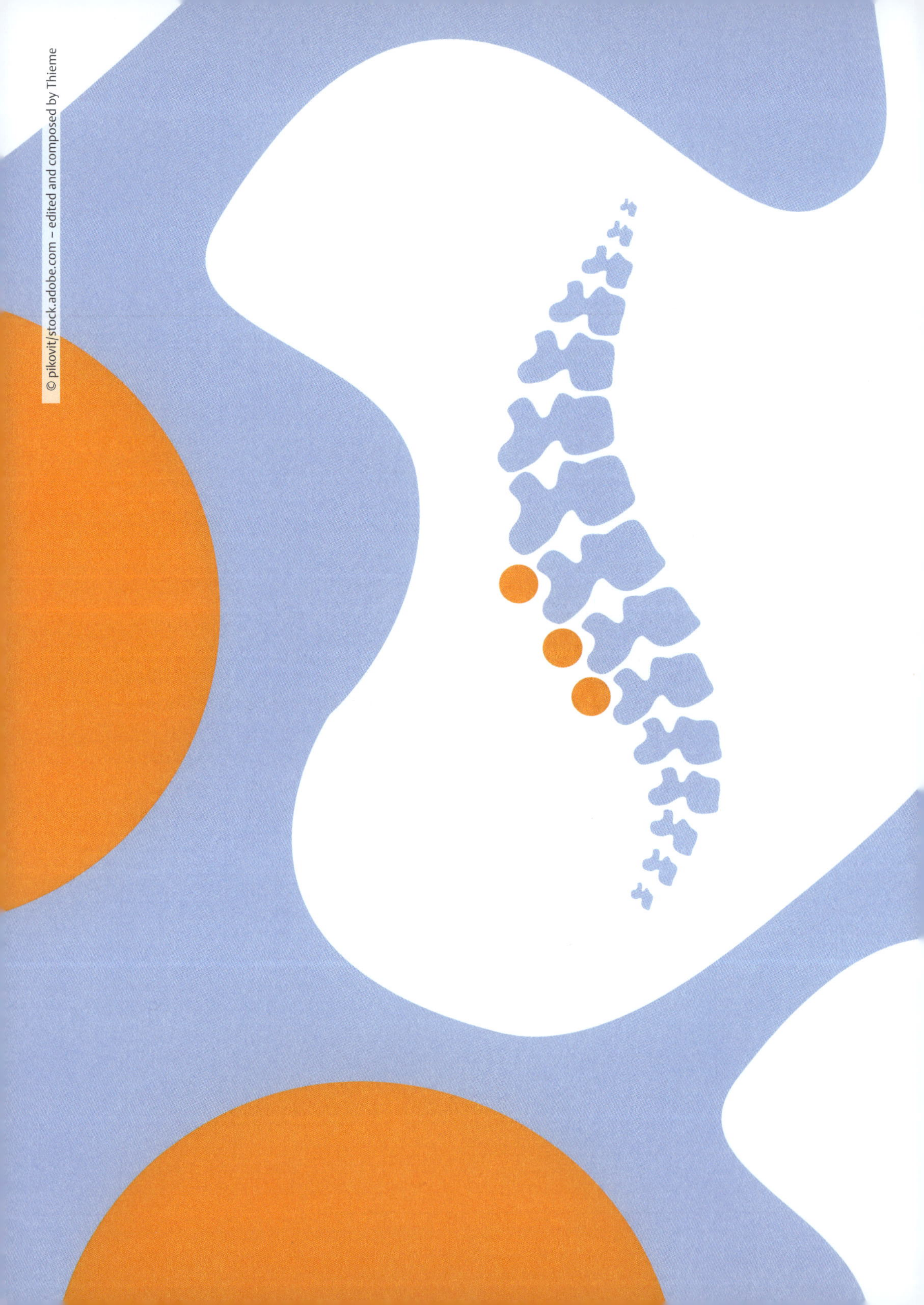

Das Übungsprogramm

Mit gezielten und korrekt ausgeführten Übungen können die Beschwerden oft verringert werden. Wir geben Ihnen einen Überblick.

Grundsätze des Programms

Bevor Sie starten, machen wir Sie mit den Grundsätzen dieses Programms vertraut, damit Sie die Übungen sicher und effektiv ausführen können.

Die Grundsätze helfen Ihnen, Ihren Körper schrittweise an Bewegungen heranzuführen, Überlastungen oder Verletzungen zu vermeiden und das volle Potenzial der Übungen auszuschöpfen. Sie bieten Ihnen eine Orientierung, wie Übungen korrekt und mit dem richtigen Fokus ausgeführt werden, und fördern eine bessere Körperwahrnehmung. Ein strukturierter Ansatz sorgt dafür, dass Ihr Körper sich nachhaltig an die Anforderungen anpasst, was den Fortschritt langfristig steigert.

Insgesamt bilden die Grundsätze das Fundament für Ihr sicheres, effektives und motivierendes Training, das langfristigen Fortschritt und nachhaltige Erfolge fördert.

Für das Übungsprogramm gelten folgende Grundsätze:

Übungen im schmerzfreien Bereich durchführen: Führen Sie alle Übungen immer nur im schmerzfreien Bereich aus. Achten Sie bewusst auf die Signale ihres Körpers und reagieren Sie darauf. Es ist wichtig, dass Sie sich bei den Übungen sicher und gut fühlen. Ist das nicht der Fall, baut der Körper als Schutz Spannung auf, was zu Schmerzen oder Blockaden führen kann. Spüren Sie, was sich gut anfühlt und vermeiden Sie Bewegungen, die unangenehm sind.

Bewegungsideen entwickeln: Beginnen Sie mit kleinen, bewussten Bewegungen, um sich zunächst an die Bewegung zu gewöhnen. Besonders wenn die Übung neu ist, braucht der Körper Zeit, eine Bewegungsidee zu entwickeln und zu verstehen, wie die Ausführung erfolgen soll. Führen Sie die Übung kontrolliert aus und tasten Sie sich schrittweise an größere Bewegungsumfänge heran.

Fokus und Achtsamkeit: Konzentrieren Sie sich bewusst auf die Ausführung der Bewegungen. Spüren Sie in Ihren Körper hinein, um Körperbewusstsein und Körperwahrnehmung zu fördern. Achten Sie darauf, wie sich jede Bewegung anfühlt, und reagieren Sie auf die Signale, die Ihr Körper Ihnen sendet. Achtsamkeit steigert die Effektivität der Übungen.

Intensität anpassen: Sie können die Intensität der Übungen individuell anpassen, indem Sie den Bewegungsradius und die Geschwindigkeit variieren. Je kleiner und langsamer die Bewegungen sind, desto leichter fällt die Übung. Je größer und schneller die Bewegungen sind, desto intensiver wird die Übung. Achten Sie dabei stets darauf, die Übungen sauber und kontrolliert auszuführen. Sobald Sie sich sicher fühlen, können Sie die Bewegungen nach und nach größer werden lassen, um die Intensität zu steigern und Ihre Flexibilität und Kraft weiterzuentwickeln.

Bewusste Atmung: Stimmen Sie sich schon vor einer Übung durch bewusstes und entspanntes Ein- und Ausatmen ein. Achten Sie während der gesamten Übungsausführung auf eine ruhige und bewusste Atmung. Diese unterstützt die Bewegung und hilft, den Fokus zu bewahren. Eine bewusste und gleichmäßige Atmung ermöglicht es, tiefer in die Dehnung zu kommen und Verspannungen zu lösen. Sie fördert auch die Entspannung und hilft Ihnen, sich mental auf die Übung vorzubereiten. Durch die bewusste Atmung können Sie Bewegung intensivieren und gleichzeitig ein höheres Maß an Körperwahrnehmung und Kontrolle entwickeln.

Erholung und Entspannung: Ausreichende Erholungsphasen sind genauso wichtig wie das Training selbst. Geben Sie Ihrem Körper Zeit, sich zu regenerieren, um Überlastungen vorzubeugen. Dazu gehören sowohl Pausen während des Übungsprogramms als auch Erholungsphasen im Alltag.

Bauchatmung

Ausgangsstellung: Sie liegen mit angestellten Beinen auf dem Rücken, auf dem Boden oder im Bett. Bei Bedarf können Sie Ihren Kopf mit einem kleinen Kissen unterlagern.

Vorbereitung: Legen Sie die Hände auf den Bauch, um die Atmung besser wahrzunehmen. Spüren Sie bewusst in Ihren Körper hinein und nehmen Sie wahr, wie er sich aktuell anfühlt.

Bewegungsausführung: Atmen Sie langsam und gleichmäßig durch die Nase in den Bauch ein. Stellen Sie sich vor, dass Sie die Hände sanft von ihrem Bauch wegschieben wollen. Ihr Bauch wölbt sich bei der Einatmung sichtbar nach außen. ❶ Atmen Sie langsam und gleichmäßig durch die Nase aus. Der Bauch zieht sich dabei nach innen. ❷ Lassen Sie Ihren Atem von allein kommen und von allein wieder gehen. Beginnen Sie mit einer Dauer von 3–5 Minuten. Nach Bedarf können Sie die Zeit schrittweise verlängern.

Bitte beachten: Beginnen Sie mit sanften Atemzügen und geben Sie sich Zeit, um die Bauchatmung zu erlernen.

Wirkung: Der Körper wird entspannt, Stress wird abgebaut. Die Körperwahrnehmung wird geschult, Muskelverspannungen werden gelöst, eine aufrechte Haltung gefördert, Schmerzen gelindert, das Nervensystem beruhigt.

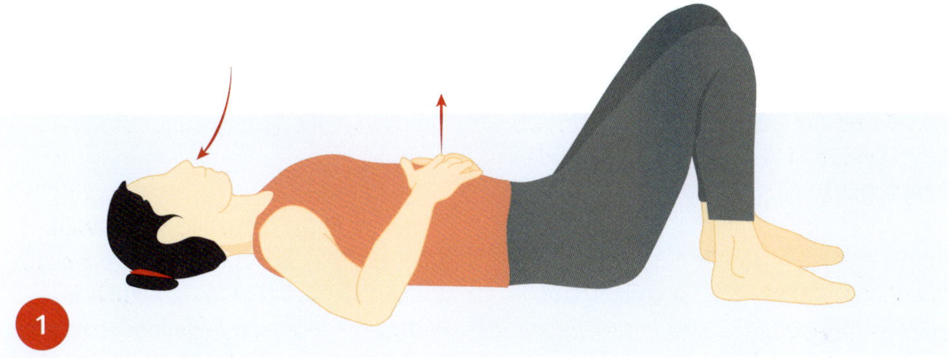
1

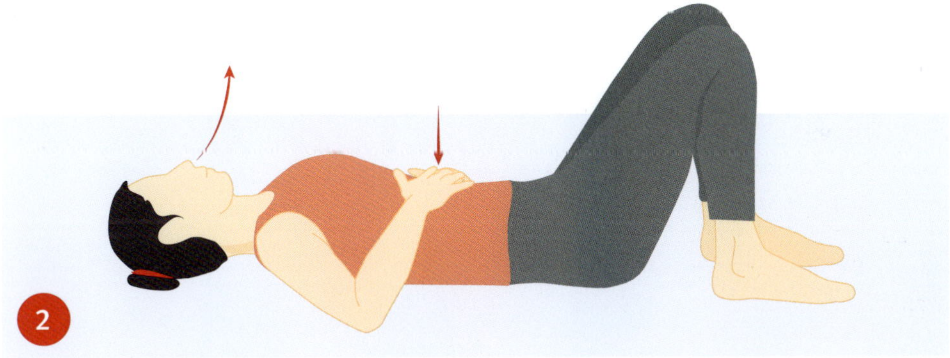
2

HWS-Beweglichkeit und Gleichgewicht

Ausgangsstellung: Sie sitzen aufrecht auf einem Stuhl, ihr Rücken liegt an der Rückenlehne des Stuhls an. Der Kopf bleibt frei. Die Hände liegen entspannt auf den Oberschenkeln.

Vorbereitung: Achten Sie darauf, dass genug Platz ist, um die Bewegungen frei auszuführen.

Bewegungsausführung: »Ja«: Kopf mit offenen Augen gleichmäßig und kontrolliert sanft nach oben und unten bewegen. ❶ »Nein«: Kopf gleichmäßig und kontrolliert nach links und rechts bewegen. ❷ »Vielleicht«: Kopf gleichmäßig und kontrolliert sanft zur linken und zur rechten Schulter neigen. ❸ ❹

Bitte beachten: Bei Kopfschmerzen oder Schwindel reduzieren Sie den Bewegungsradius und die Geschwindigkeit der Bewegung.

Variante: Führen Sie die Übung zu Beginn mit Rückenlehne durch, um mehr Stabilität und Sicherheit zu erhalten. Wenn Sie die Übung jeweils 10-mal ohne Kopfschmerzen, Schwindel oder ähnliche Beschwerden durchführen können und sich sicher fühlen, können Sie sie auch ohne Anlehnen durchführen.

Wirkung: Verbesserung der Beweglichkeit der Halswirbelsäule und des Gleichgewichts. Die Körperwahrnehmung wird gesteigert, Haltung und Koordination verbessern sich. Das Gleichgewichtsorgan wird geschult.

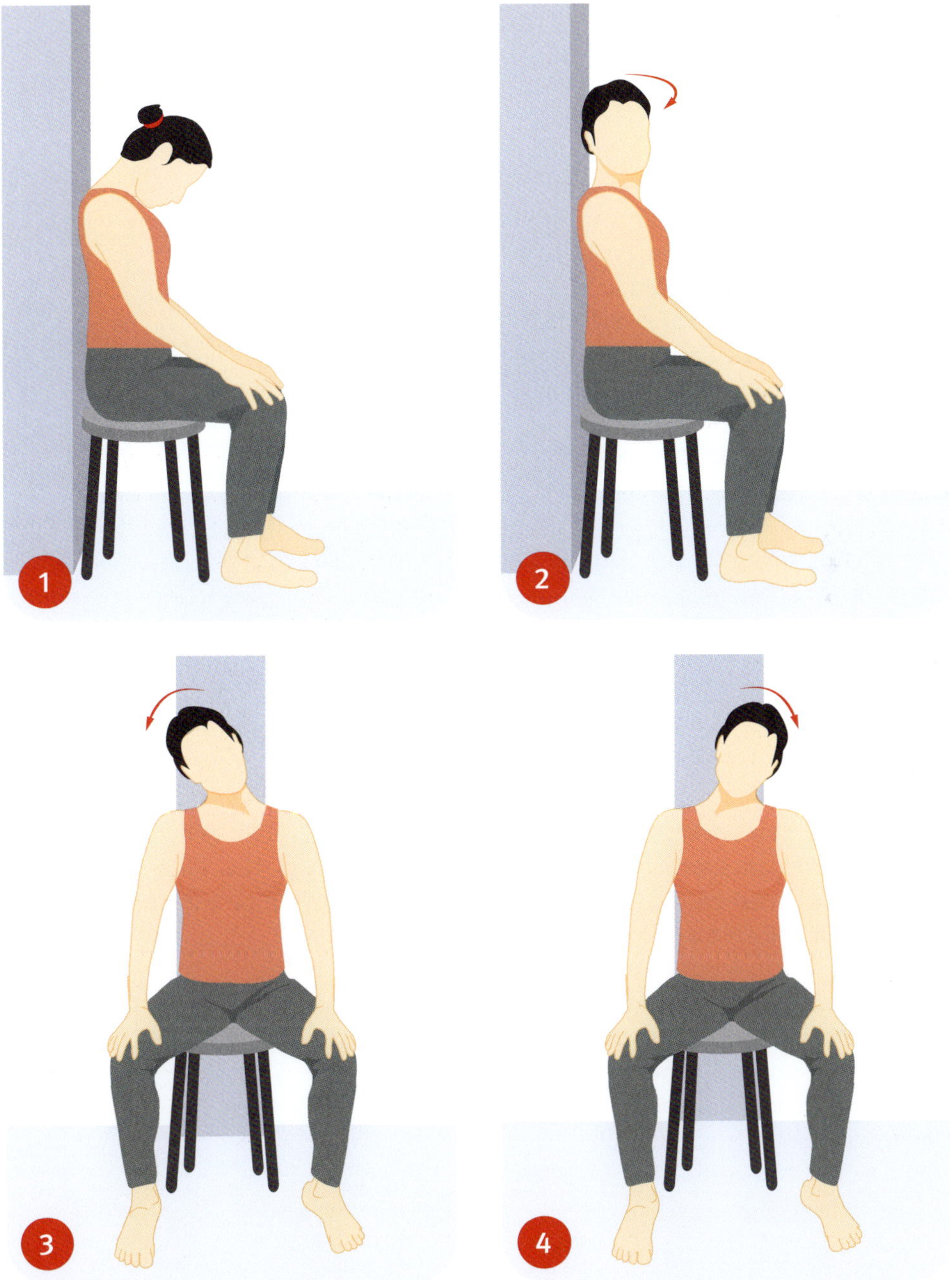
1
2
3
4

Becken aufrichten/kippen

Ausgangsstellung: Die Übung kann morgens im Bett, tagsüber als Ausgleichsübung oder abends vor dem Schlafengehen durchgeführt werden. Sie liegen mit angestellten Beinen auf dem Rücken, auf dem Boden oder im Bett. Bei Bedarf können Sie Ihren Kopf mit einem kleinen Kissen unterlagern.

Vorbereitung: Legen Sie Ihre Hände an Ihre Beckenknochen und atmen Sie ruhig. Spüren Sie, wie Ihr Rücken mit jeder Ausatmung schwerer wird und immer mehr Richtung Boden sinkt. Lassen Sie die Wirbelsäule bewusst los.

Bewegungsausführung: Beginnen Sie, mit der Einatmung Ihr Becken sanft nach vorne oben zu kippen, sodass ein kleiner Hohlraum unter Ihrem unteren Rücken entsteht. ❶ Kippen Sie dann mit der Ausatmung Ihr Becken langsam und kontrolliert nach hinten unten, sodass der Hohlraum verschwindet und Ihre Wirbelsäule flach und entspannt auf dem Boden aufliegt. ❷ Wiederholen Sie die Übung 15-mal.

Bitte beachten: Beginnen Sie mit kleinen, kontrollierten Bewegungen, in Ihrem eigenen Tempo, ohne ruckartige Bewegungen. Achten Sie auf eine gleichmäßige Atmung.

Wirkung: Der Rücken wird entspannt, die Beweglichkeit im Beckenbereich gefördert.

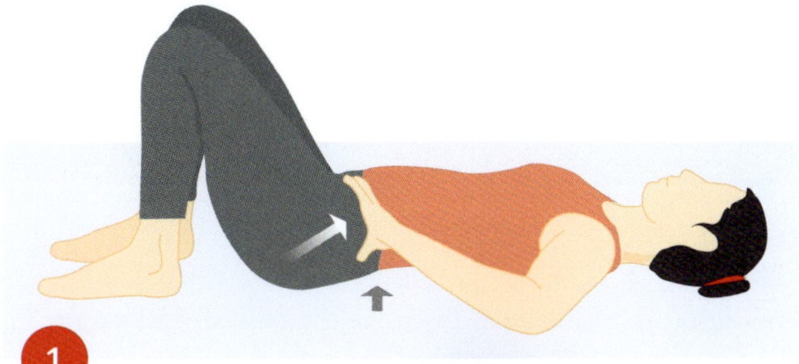

1

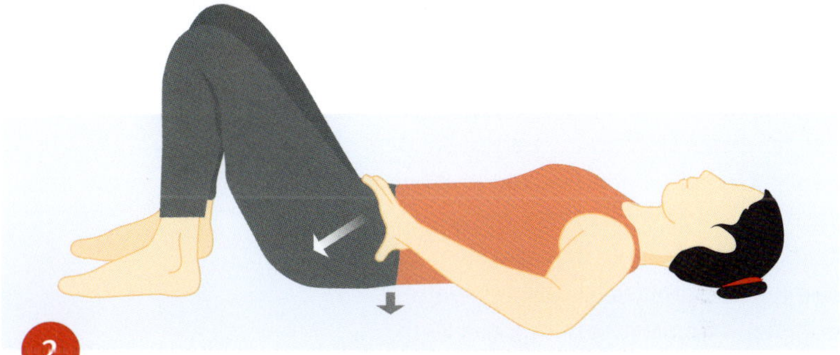

2

Katze-Kuh

Ausgangsstellung: Sie gehen in den Vierfüßlerstand. Die Hände sind flach auf dem Boden unter den Schultern, die Knie hüftbreit auseinander unter der Hüfte. Die Wirbelsäule ist in einer neutralen Position, der Kopf in Verlängerung der Wirbelsäule mit Blick Richtung Boden.

Vorbereitung: Atmen Sie tief ein und aus. Spüren Sie die Verbindung zwischen Ihrer Wirbelsäule, dem Becken und dem Schulterbereich.

Bewegungsausführung: Schieben Sie beim Einatmen Ihre Wirbelsäule sanft in ein geführtes Hohlkreuz. Lassen Sie den Bauch Richtung Boden sinken und heben Sie den Kopf leicht. ❶ Beim Ausatmen machen Sie die Gegenbewegung, machen den Rücken rund, schieben sich vom Boden mit den Händen weg, das Kinn Richtung Brust. ❷ Führen Sie die Übung 15-mal aus.

Bitte beachten: Führen Sie die Bewegung in einem fließenden, gleichmäßigen Rhythmus aus, achten Sie darauf, jede Position bewusst wahrzunehmen und dass die Schultern über den Handgelenken und die Hüfte über den Knien bleiben. Atmen Sie während der Übung ruhig und gleichmäßig weiter.

Wirkung: Mobilisiert die Wirbelsäule, fördert die Beweglichkeit des Rückens, löst Verspannungen im Rücken- und Nackenbereich und verbessert die Körperwahrnehmung.

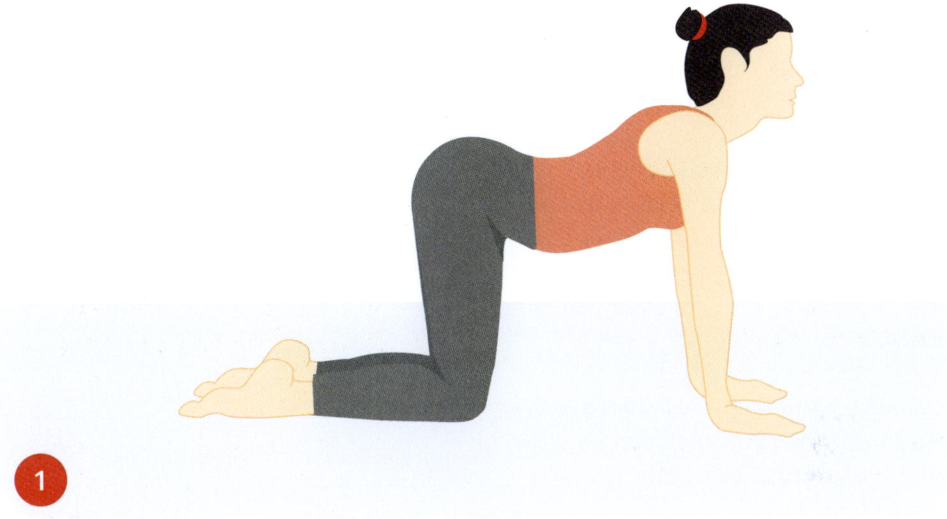

1

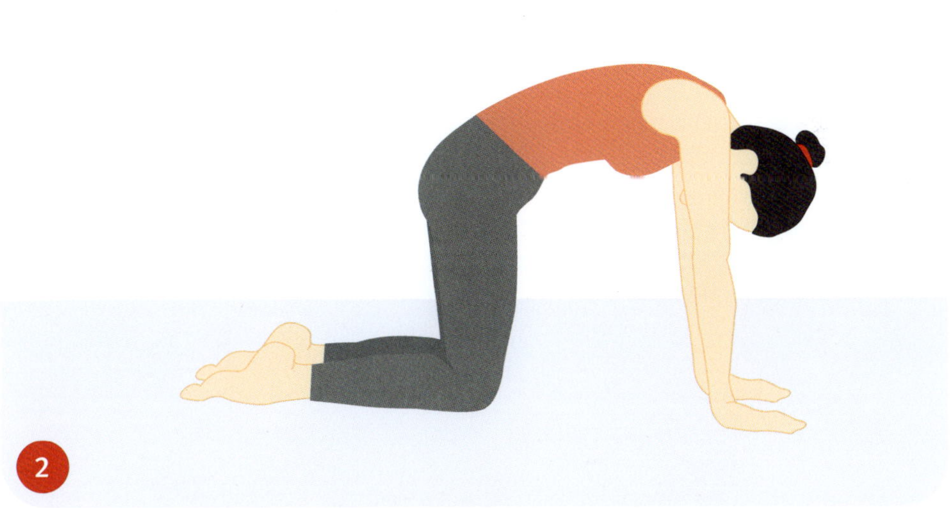

2

Vorbeuge im Sitzen

Ausgangsstellung: Sie sitzen aufrecht auf der vorderen Kante eines Stuhls. Die Beine stehen hüftbreit auseinander auf dem Boden, die Hände hängen zwischen den Beinen nach unten, die Schultern sind locker, der Rücken in einer neutralen Position.

Vorbereitung: Spüren Sie bewusst in Ihren Körper hinein und nehmen Sie wahr, wie er sich aktuell anfühlt.

Bewegungsausführung: Atmen Sie tief durch die Nase ein und machen Sie die Wirbelsäule lang. ❶ Mit der Ausatmung senken Sie das Kinn in Richtung Brustbein und rollen langsam mit rundem Rücken nach unten ab. Lassen Sie mit jeder Ausatmung noch mehr los und lassen Sie sich weiter in die Vorbeuge sinken. ❷ Halten Sie die tiefste Position einige Atemzüge. Anschließend rollen Sie sich langsam und kontrolliert wieder Wirbel für Wirbel nach oben auf. Führen Sie die Übung mit 5 Wiederholungen aus.

Bitte beachten: Beginnen Sie insbesondere beim ersten Mal mit kleinen Bewegungen, damit sich Ihr Körper an die Übung gewöhnen kann. Nutzen Sie Ihre Atmung bewusst, um mit jeder Ausatmung sanft weiter in die Vorbeuge zu sinken.

Wirkung: Fördert die Mobilisation der Wirbelsäule, verbessert die Flexibilität im Rücken und hilft, Verspannungen im Nacken- und Rückenbereich zu lösen.

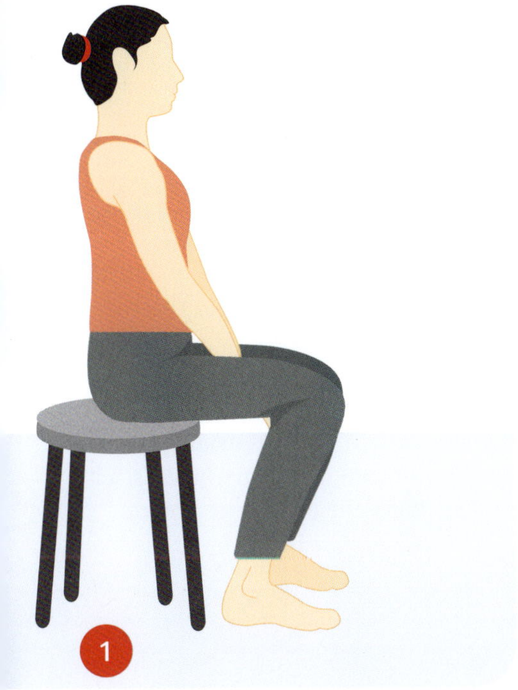
1

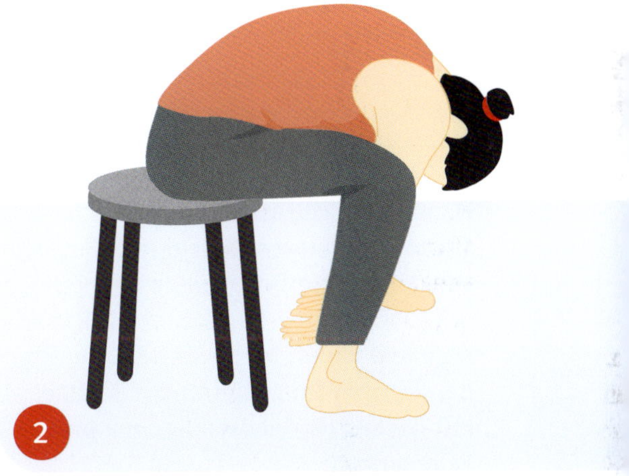
2

Brustwirbelrotation im Sitzen

Ausgangsstellung: Sie sitzen aufrecht auf der vorderen Kante eines Stuhls. Die Beine stehen hüftbreit auseinander auf dem Boden, die Füße sind fest aufgestellt.

Vorbereitung: Spüren Sie bewusst in Ihren Körper hinein und nehmen Sie wahr, wie er sich aktuell anfühlt. Atmen Sie tief ein und aus.

Bewegungsausführung: Legen Sie die rechte Hand außen an das linke Knie und schieben Sie das Knie leicht in die Handfläche. Die linke Hand hängt entspannt nach unten. ❶ Beginnen Sie, den Oberkörper zur linken Seite zu rotieren. ❷ Kehren Sie langsam zur Mitte zurück und wiederholen Sie die Übung auf der anderen Seite. Führen Sie 3 Sätze mit jeweils 10 Wiederholungen pro Seite durch.

Bitte beachten: Der Oberkörper bleibt während der gesamten Übung aufrecht, die Bewegung kommt nur aus der Hals- und Brustwirbelsäule. Die Knie sind während der Übungsausführung nach vorne gerichtet, Hüfte und unterer Rücken bleiben in einer neutralen Position.

Wirkung: Verbessert Flexibilität und Beweglichkeit in der Hals- und Brustwirbelsäule, unterstützt eine stabile Körperhaltung, beugt Schmerzen vor, hilft, Verspannungen zu lösen, die Durchblutung zu fördern und die Atmung zu verbessern, steigert das Körperbewusstsein und die Kontrolle über Bewegungen.

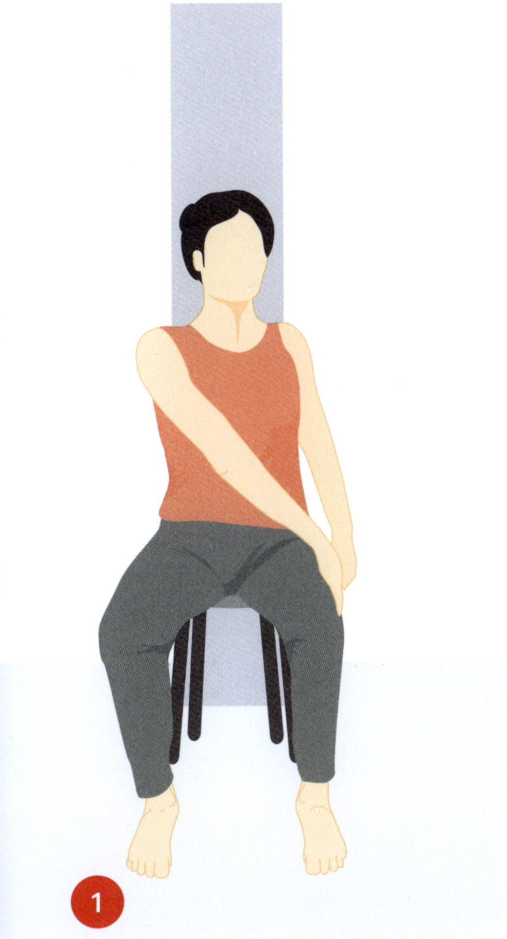

1

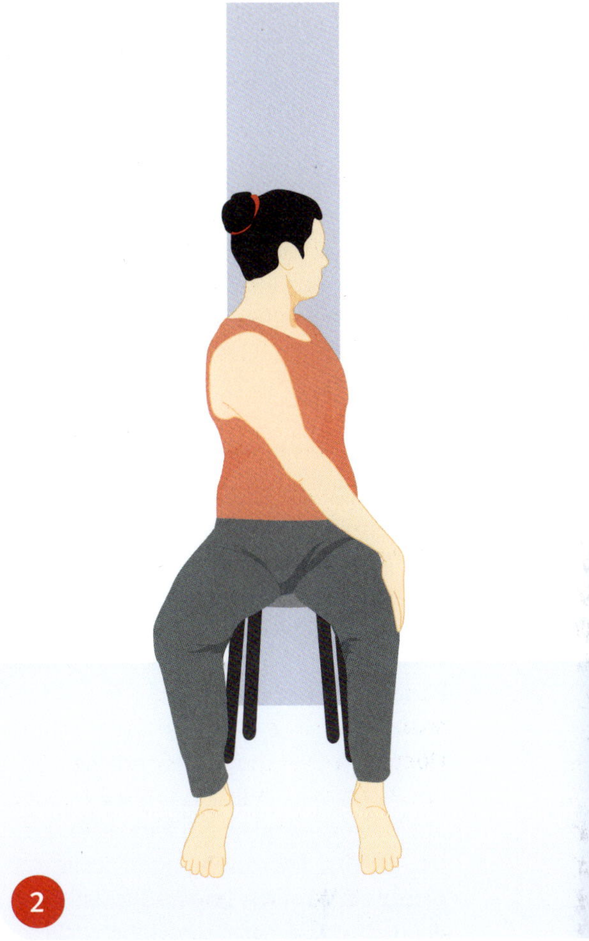

2

Käfer

Ausgangsstellung: Sie liegen mit angestellten Beinen auf dem Rücken, auf dem Boden oder im Bett. Bei Bedarf können Sie Ihren Kopf mit einem kleinen Kissen unterlagern.

Vorbereitung: Atmen Sie tief ein und aus und spüren Sie, wie Ihre Wirbelsäule entspannt auf dem Boden aufliegt. Strecken Sie Ihre Arme seitlich neben Ihrem Oberkörper aus. Heben Sie Ihre Beine an, sodass Ihre Knie einen 90-Grad-Winkel bilden und Ihre Unterschenkel parallel zum Boden sind. ❶

Bewegungsausführung: Lassen Sie mit der Ausatmung langsam und kontrolliert ein Bein angewinkelt nach unten sinken, bis die Ferse leicht den Boden berührt. ❷ Bringen Sie mit der Einatmung das Bein wieder in die Ausgangsposition zurück. Wiederholen Sie die Bewegung mit dem anderen Bein. Je 3 Serien mit jeweils 10 Wiederholungen pro Seite. 30–60 Sekunden Pause pro Serie.

Bitte beachten: Die Wirbelsäule hat während der Übungsausführung Bodenkontakt. Wenn Sie Schwierigkeiten haben, die Bauchmuskulatur zu aktivieren, können Sie die Hände senkrecht nach oben strecken oder einen Stab quer an die Oberschenkel legen. ❸ ❹

Wirkung: Stärkt die Rumpfmuskulatur und verbessert die Stabilität der Lendenwirbelsäule.

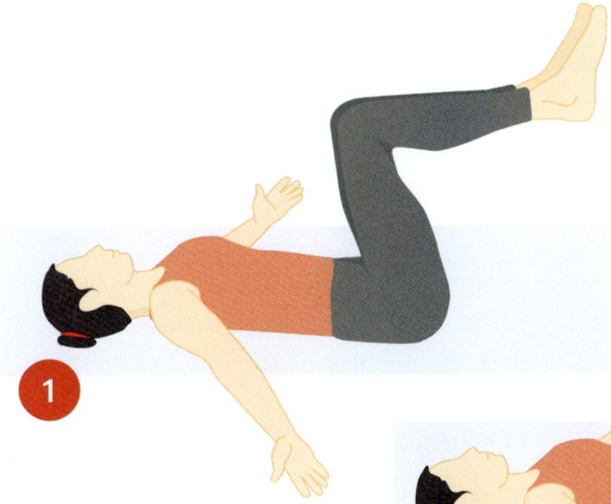

1

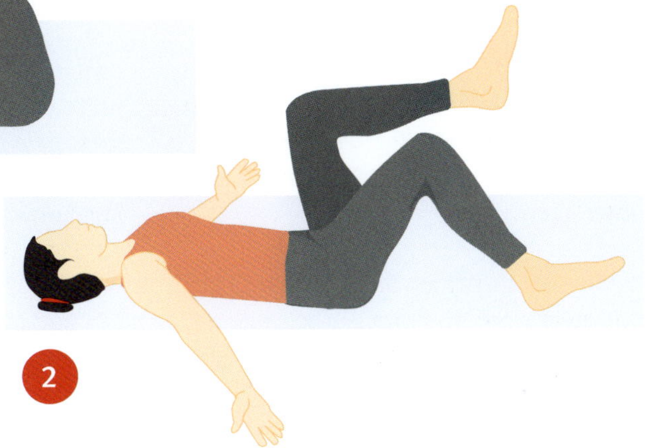

2

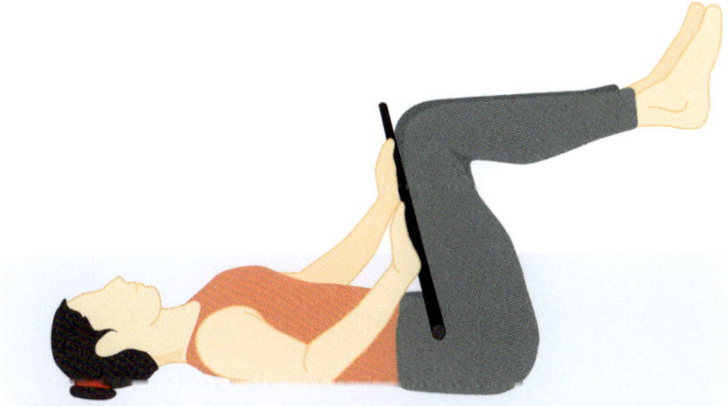

3

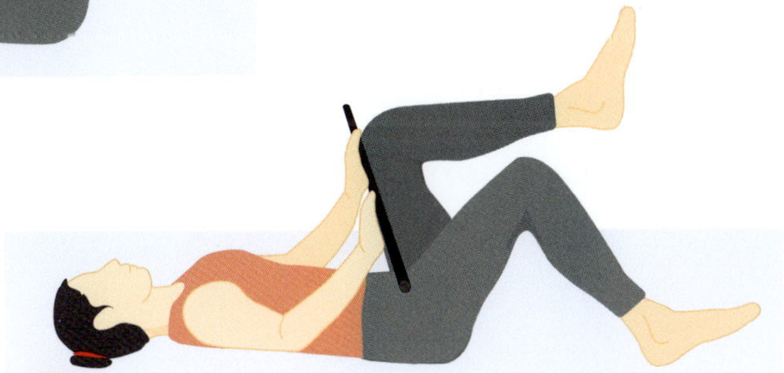

4

Brücke

Ausgangsstellung: Sie liegen mit angestellten Beinen auf dem Rücken, auf dem Boden oder im Bett. Bei Bedarf können Sie Ihren Kopf mit einem kleinen Kissen unterlagern.

Vorbereitung: Atmen Sie tief ein und aus und spüren Sie, wie Ihre Wirbelsäule entspannt auf dem Boden aufliegt. Strecken Sie Ihre Arme seitlich neben Ihrem Oberkörper aus, die Handflächen zeigen nach oben. ❶

Bewegungsausführung: Heben Sie mit der Einatmung das Becken langsam an, so dass ihr Körper von den Schultern bis zu den Knien eine gerade Linie bildet. ❷ Senken Sie mit der Ausatmung das Becken langsam wieder ab. Kurz bevor Ihr Gesäß den Boden berührt, heben Sie Ihr Becken wieder nach oben an. Wiederholen Sie diese Bewegung gleichmäßig und kontrolliert. Führen Sie 3 Serien mit jeweils 15 Wiederholungen aus. Die Pausenzeit beträgt 30–60 Sekunden pro Serie.

Bitte beachten: Halten Sie die Bauch- und Gesäßmuskulatur während der gesamten Übungsausführung aktiviert, um die Lendenwirbelsäule zu stabilisieren. Entspannen Sie Nacken und Schultern.

Wirkung: Stärkt die Muskulatur im Gesäß und in der Oberschenkelrückseite.

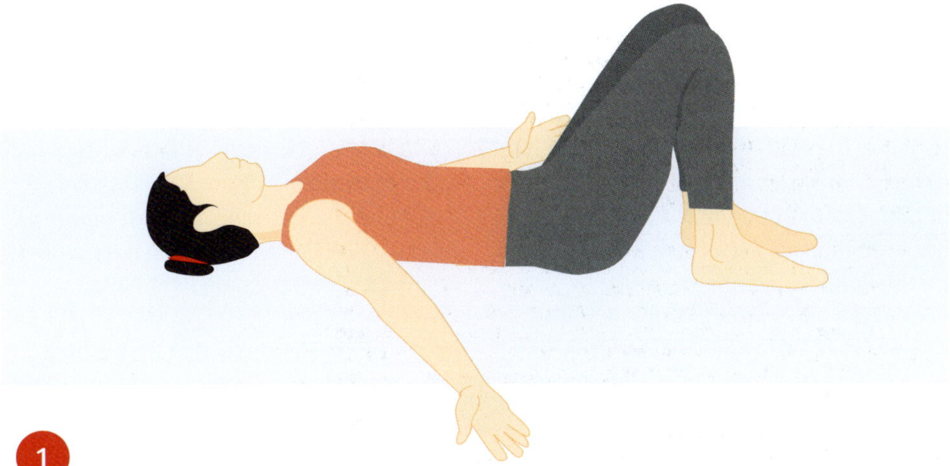

1

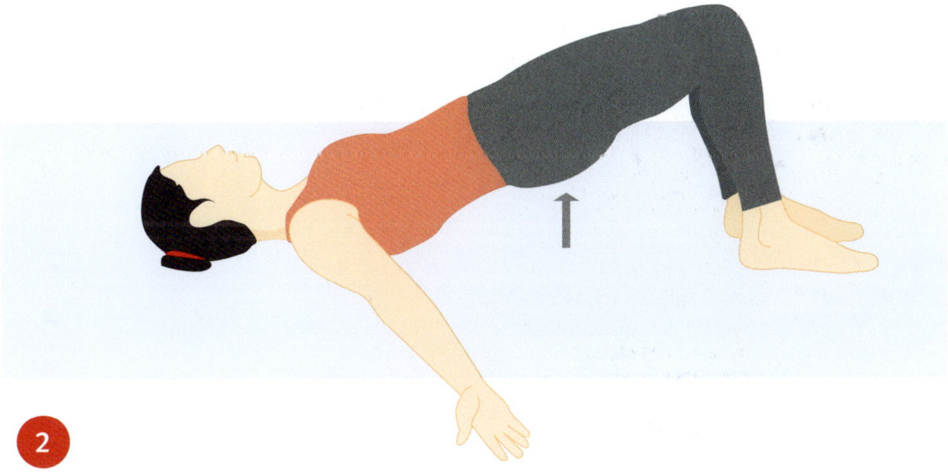

2

Bird Dog

Ausgangsstellung: Sie knien im Vierfüßlerstand, die Hände unter den Schultern, die Knie hüftbreit auseinander. Die Wirbelsäule ist in einer neutralen Position, der Kopf in Verlängerung der Wirbelsäule mit Blick Richtung Boden. ❶

Vorbereitung: Spüren Sie die Verbindung zwischen Wirbelsäule, Becken und Schulterbereich.

Bewegungsausführung: Heben Sie mit der Einatmung ein Bein an und strecken es aus, sodass es parallel zum Boden ist. Strecken Sie die Zehenspitzen. ❷ Bringen Sie mit der Ausatmung das Bein zurück in die Ausgangsposition, ohne Absetzen. Wiederholen Sie die Bewegung mehrere Male, dann wechseln Sie das Bein. Je 3 Serien mit jeweils 10 Wiederholungen pro Seite, 30–60 Sekunden Pause pro Serie.

Bitte beachten: Die Körpermitte bleibt ruhig und stabil, kein seitliches Kippen oder Einsinken. Nutzen Sie einen Ball oder eine Faszienrolle auf dem unteren Rücken, um zu sehen, ob die Körpermitte während der Bewegung stabil bleibt.

Variante: Strecken Sie den diagonalen Arm nach vorne. ❸ Dies erhöht die Anforderung an die Stabilität der Körpermitte, fördert die Koordination.

Wirkung: Kräftigt die Gesäßmuskulatur, unterstützt die Hüftstreckung, stärkt die Rückenmuskulatur, verbessert die Stabilität der Körpermitte.

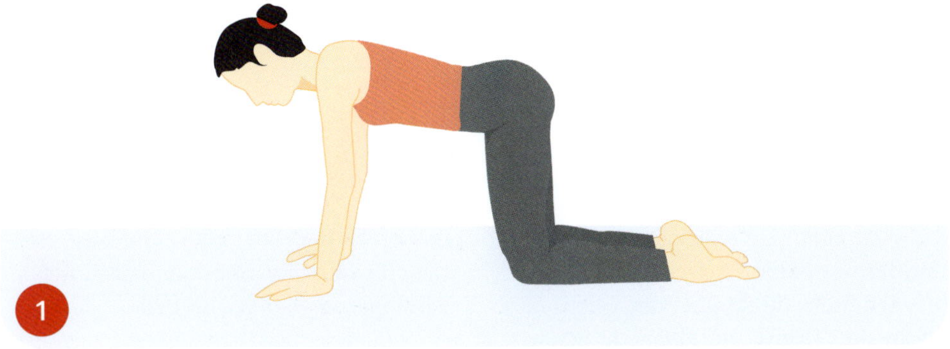
1

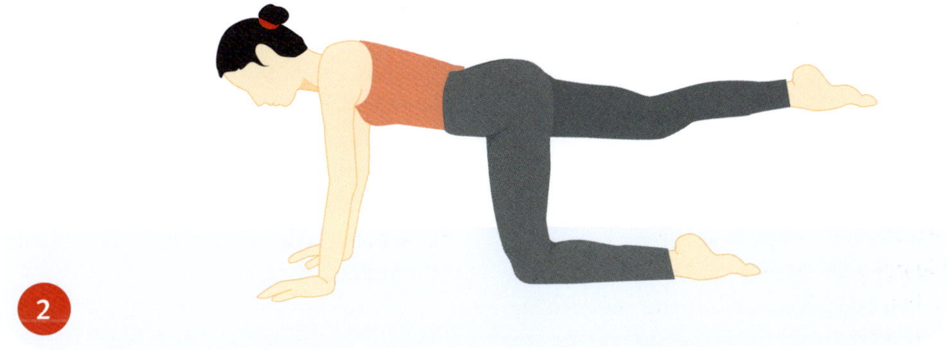
2

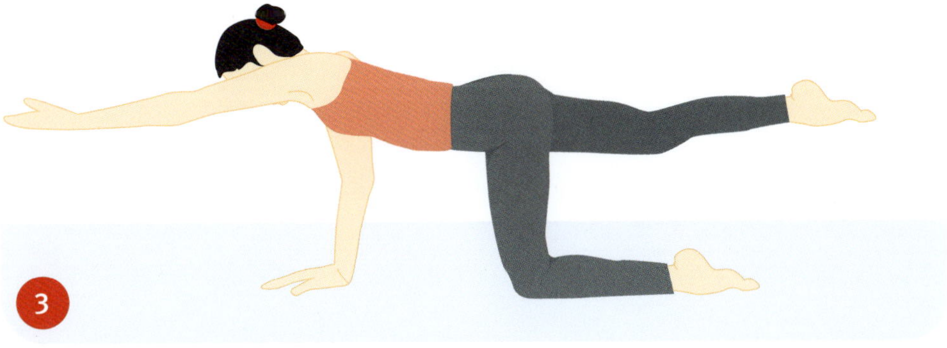
3

Unterarmstütz

Ausgangsstellung: Sie stellen sich aufrecht vor einen Tisch o. Ä. Legen Sie die Unterarme auf die Tischplatte, sodass Ihre Schultern direkt über den Ellenbogen sind. Unter- und Oberarm bilden einen rechten Winkel.

Vorbereitung: Stellen Sie sicher, dass der Tisch oder die Erhöhung stabil ist und Sie genügend Platz für die Übung haben.

Bewegungsausführung: Stehen Sie auf den Zehenspitzen, die Füße etwa schulterbreit auseinander. Kopf, Wirbelsäule und Becken bilden eine gerade Linie. Spannen Sie Bauch und Gesäß an. ❶ Starten Sie mit 20 Sekunden und steigern Sie sich schrittweise auf bis zu 60 Sekunden. Führen Sie 3 Serien durch. 30–60 Sekunden Pausenzeit pro Serie.

Bitte beachten: Kopf, Wirbelsäule und Becken bilden eine gerade Linie. Der Nacken bleibt entspannt und in natürlicher Verlängerung der Wirbelsäule.

Variante: Führen Sie die Übung auf dem Boden oder auf einer niedrigeren Erhöhung aus. ❷

Wirkung: Stärkt die Bauchmuskulatur, einschließlich der geraden und seitlichen Bauchmuskeln. Die Stabilität von Schultern, Armen und Oberkörper wird verbessert. Kräftigt die Tiefenmuskulatur, für eine bessere Haltung und mehr Stabilität im Rumpf.

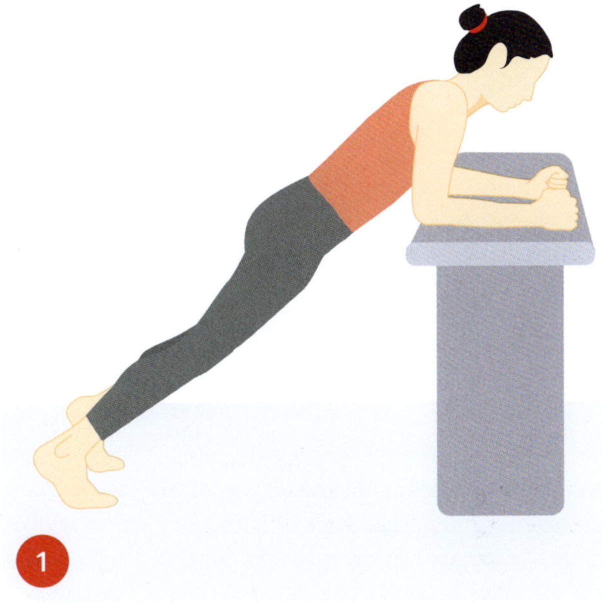

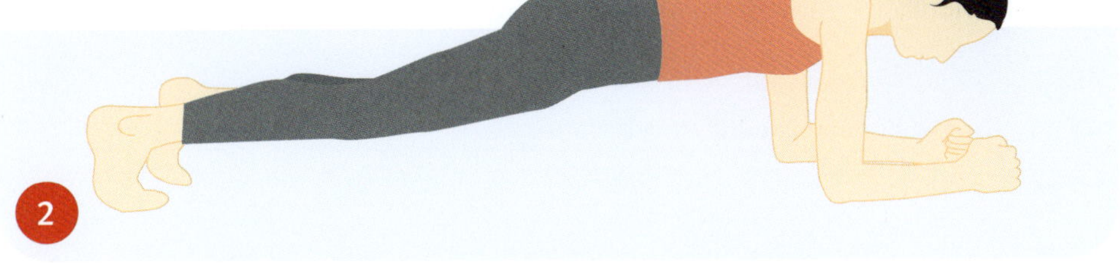

Wandsitz

Ausgangsstellung: Sie stehen mit dem Rücken an der Wand, die Füße etwa hüftbreit auseinander und leicht nach vorne versetzt. Der untere Rücken, die Schultern und der Kopf haben Kontakt mit der Wand. ❶

Vorbereitung: Testen Sie vorsichtig, wie tief Sie sich mit dem Rücken an der Wand absetzen können, sodass sie wieder gut in die Ausgangsposition zurückkommen. Die Hände ruhen entweder auf den Oberschenkeln oder hängen seitlich herunter.

Bewegungsausführung: Beugen Sie mit der Einatmung langsam die Knie und rutschen Sie mit dem Rücken an der Wand nach unten, bis Ihre Oberschenkel möglichst parallel zum Boden sind. ❷ Bleiben Sie einige Sekunden so. Führen Sie 3 Serien mit jeweils 10 Wiederholungen aus. Starten Sie mit 20 Sekunden und steigern Sie sich schrittweise auf bis zu 60 Sekunden. 30–60 Sekunden Pausenzeit pro Serie.

Bitte beachten: Achten Sie darauf, dass der Oberkörper aufrecht bleibt und der untere Rücken, die Schultern und der Kopf die Wand berühren. Beginnen Sie mit einer moderaten Tiefe und steigern Sie sich nach Bedarf. Spüren Sie bewusst die Spannung in der Oberschenkelvorderseite

Wirkung: Die Übung kräftig die Oberschenkelmuskulatur, insbesondere die vordere Oberschenkelmuskulatur.

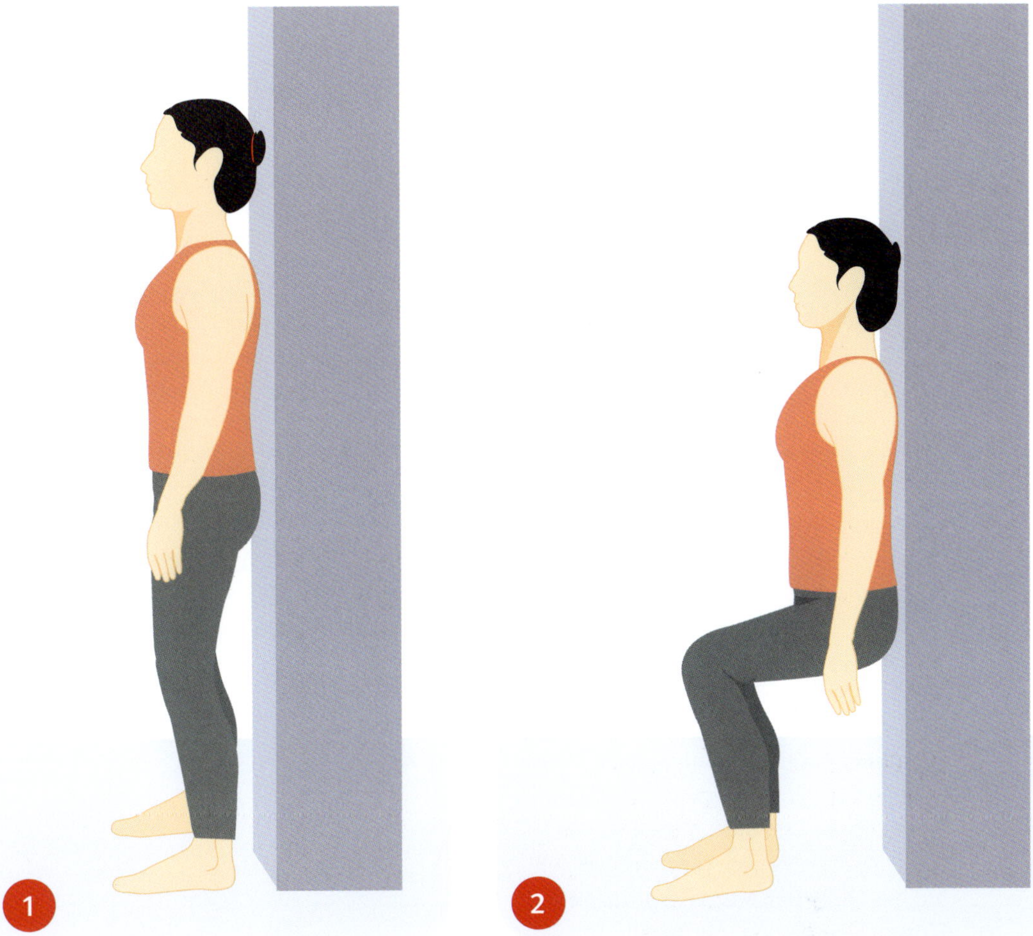
1
2

Wirbelsäulenkontrolle mit Stab

Ausgangsstellung: Setzen Sie sich auf die vordere Kante eines Stuhls. Die Füße stehen hüftbreit auseinander fest auf dem Boden, der Oberkörper ist aufrecht.

Vorbereitung: Halten Sie einen Stab (z. B. einen Besenstiel) entlang der Wirbelsäule. Achten Sie darauf, dass der Stab Kontaktpunkte mit der Lendenwirbelsäule, der Brustwirbelsäule und dem Hinterkopf hat. ❶ ❷

Bewegungsausführung: Beugen Sie bei der Einatmung den Oberkörper langsam nach vorne, während Sie dabei die Kontaktpunkte mit dem Stab halten. ❸ Gehen Sie so weit nach vorne, wie es Ihre Beweglichkeit erlaubt. Mit der Ausatmung richten Sie sich langsam wieder auf, bis Sie in der Ausgangsposition sind. Führen Sie 3 Serien mit jeweils 10 Wiederholungen aus. 30–60 Sekunden Pause pro Serie.

Bitte beachten: Achten Sie darauf, dass der Stab immer in Kontakt mit Lenden-, Brust- und Halswirbelsäule bleibt und diese Kontaktpunkte so gut wie möglich gehalten werden. Die Bewegung kommt aus der Hüfte, der Oberkörper bleibt gerade und aufrecht, während die Hüfte als Drehpunkt dient.

Wirkung: Fördert Ansteuerung und Kontrolle der Wirbelsäule, schult die Hüftbeweglichkeit und verbessert die Körperhaltung.

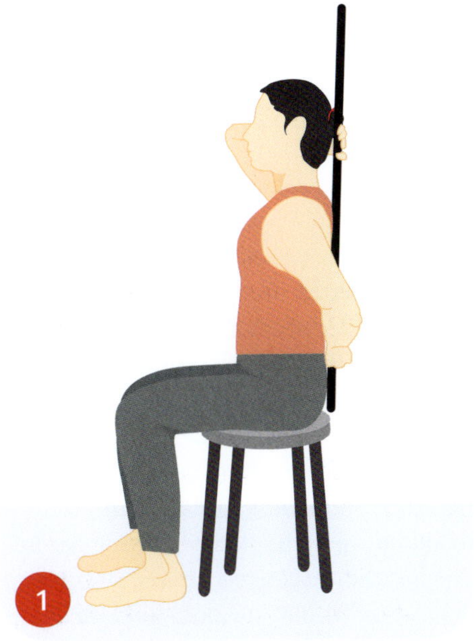
1

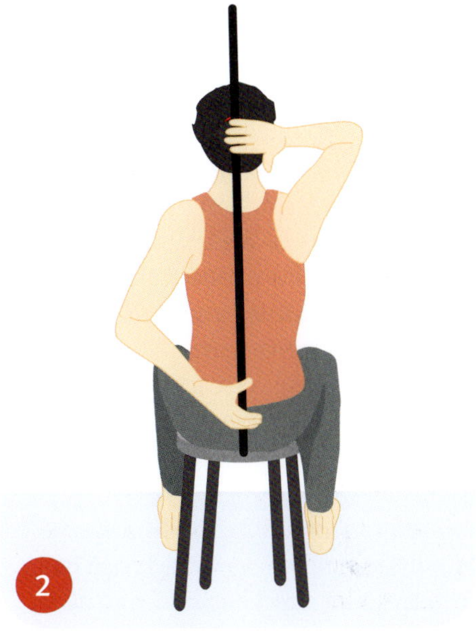
2

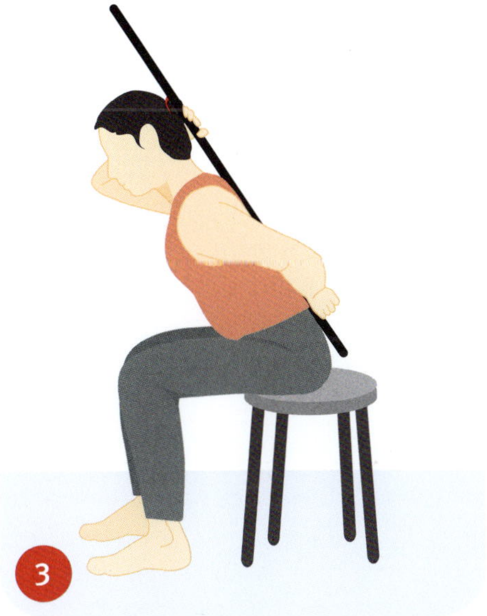
3

Dehnung der Brustwirbelsäule und der Arme

Ausgangsstellung: Sie sitzen auf einem Stuhl vor einer Wand. Die Knie sind etwa hüftbreit auseinander und befinden sich über den Knöcheln.

Vorbereitung: Bringen Sie die Handflächen an die Wand auf Schulterhöhe.

Bewegungsausführung: Lassen Sie die Hände langsam an der Wand nach oben wandern und strecken Sie sich in die Länge. ❶ Schieben Sie Brust und Kopf sanft Richtung Wand. Atmen Sie tief ein und aus. Versuchen Sie, mit jeder Ausatmung die Brust weiter Richtung Wand zu bewegen, um die Dehnung zu intensivieren. Halten Sie die Endposition einige Atemzüge. ❷ Lösen Sie die Position langsam auf, indem Sie die Hände von der Wand nehmen. Halten Sie die Dehnung mindestens 30 Sekunden und wiederholen Sie sie bei Bedarf mehrmals.

Bitte beachten: Die Dehnung bleibt immer angenehm, ohne Schmerzen. Sie haben nur ein leichtes Dehngefühl. Lassen Sie die Schultern entspannt.

Wirkung: Mobilisation des gesamten Rückens, insbesondere der Brustwirbelsäule, Entlastung und Dehnung der Rückenmuskulatur, Verbesserung der Beweglichkeit im oberen Rücken und in den Schultern, Förderung einer aufrechten Körperhaltung.

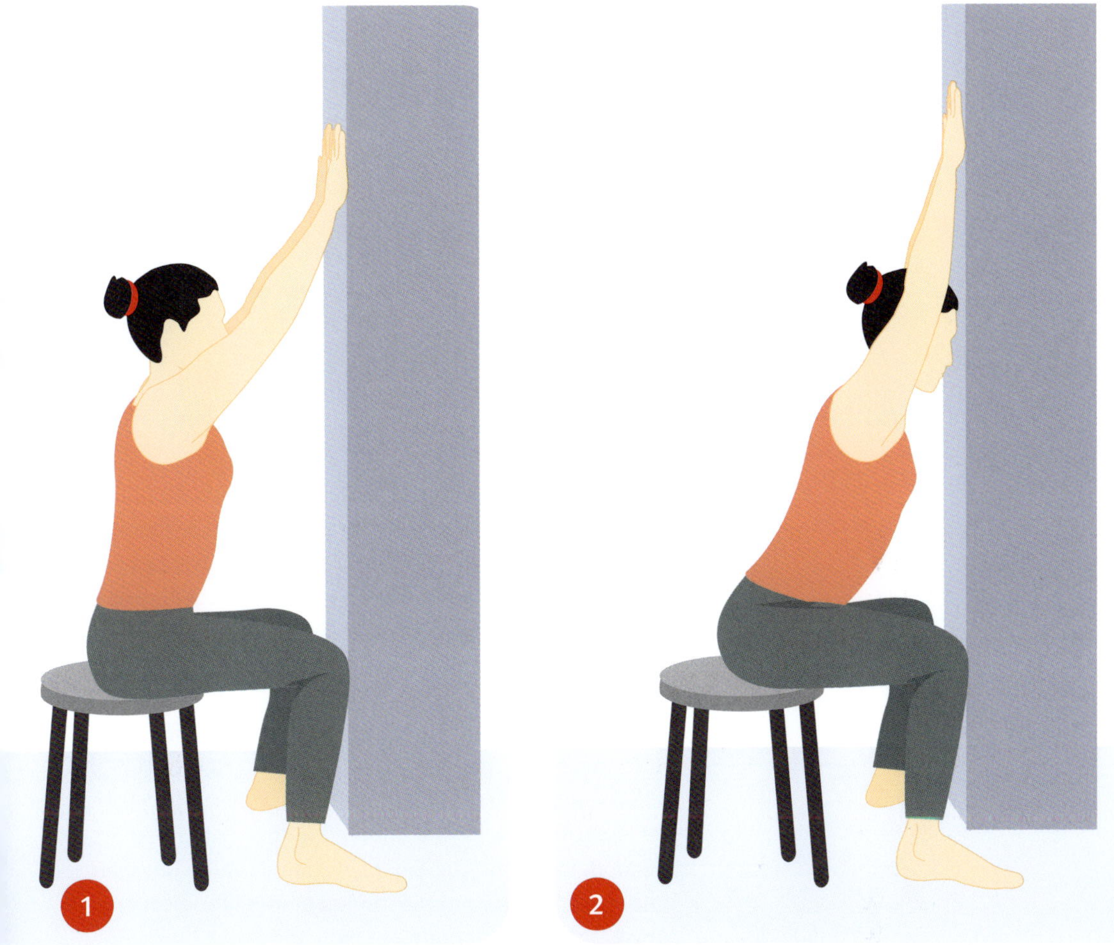
1
2

Die Autoren

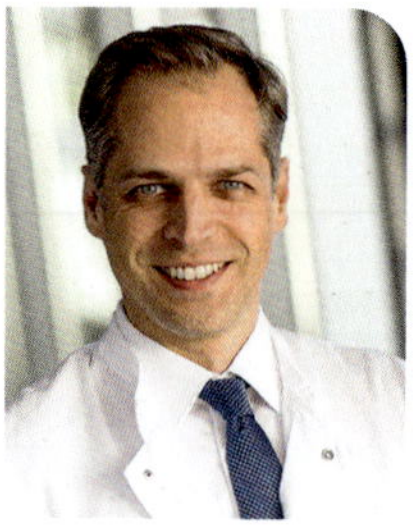

Prof. Dr. med. Florian Geiger ist Chefarzt des Hessing Wirbelsäulen- und Skoliosezentrums, das von der Deutschen Wirbelsäulengesellschaft (DWG) als Wirbelsäulenspezialzentrum zertifiziert ist. Er ist Facharzt für Orthopädie und Unfallchirurgie mit Zusatzbezeichung für u. a. Physikalische Medizin und zählt seit vielen Jahren zu den FOCUS Top-Medizinern. Als einer der ersten Ärzte in Deutschland hat er 2012 das Masterzertifikat der DWG (Nr. 2) und als einer von wenigen mittlerweile auch das Exzelenzzertifikat erhalten. Neben der Behandlung von Kindern und Jugendlichen liegt sein Hauptaugenmerk auf der Therapie von Patientinnen und Patienten mit Rückenschmerzen, die in seiner Abteilung sowohl ambulant als auch stationär behandelt werden. Die Abdeckung des gesamten operativen und konservativen Spektrums ist ihm dabei besonders wichtig. Er ist Autor und Co-Autor vieler Leitlinien zum Thema Wirbelsäule und Schmerz.

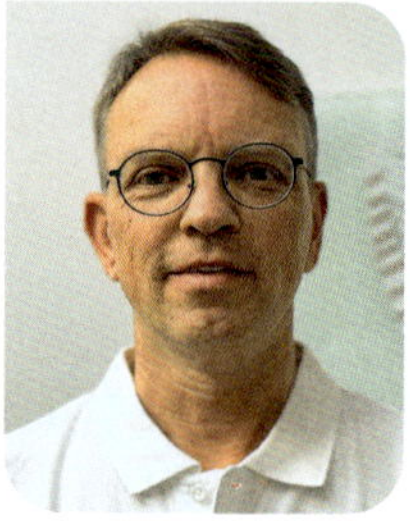

Prof. Dr. med. Stephan Klessinger wurde an den Universitätskliniken in Erlangen und Essen zum Neurochirurgen ausgebildet und ist seit 2005 in einer Neurochirurgischen Gemeinschaftspraxis in Biberach niedergelassen. Sein Schwerpunkt ist die interventionelle Schmerztherapie an der Wirbelsäule. Er ist seit vielen Jahren internationaler Ausbilder für Interventionen an der Wirbelsäule und im Vorstand der International Pain and Spine Intervention Society (IPSIS) und der Interdisziplinären Gesellschaft für orthopädische/unfallchirurgische und allgemeine Schmerztherapie (IGOST) tätig sowie Mitglied in mehreren Kommissionen der Deutschen Wirbelsäulengesellschaft (DWG). An der Universität Ulm hat er eine außerplanmäßige Professur für Neurochirurgie. Er ist Autor der S3-Leitlinien »Radiofrequenz-Denervation der Facettengelenke und des ISG« sowie der S3-Leitlinie »Epidurale Injektionen bei degenerativen Erkrankungen«.

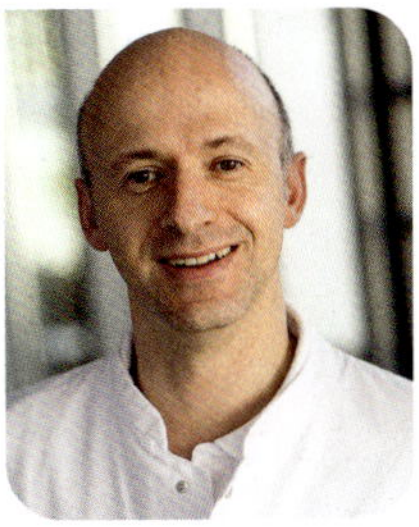

Dr. med. Andreas Redder, Facharzt für Orthopädie und Unfallchirurgie, arbeitet seit 2017 als Oberarzt im Hessing Wirbelsäulen- und Skoliosezentrum und ist ärztlicher Leiter des Medizinischen Versorgungszentrums. In der Hessing Klinik leitet er die interventionelle Schmerztherapie und konservative Wirbelsäulentherapie und hat dort die multimodale Komplexbehandlung nach dem ANOA-Konzept etabliert, die er seit mehreren Jahren leitet. Dr. med. Redder ist zertifizierter Arzt der Deutschen Wirbelsäulengesellschaft (DWG) und Mitglied in der DWG, IGOST sowie IPSIS und im BVOU. Seit dem Wintersemester 2023/24 ist er Dozent im Fach Orthopädie/Unfallchirurgie an der Universität Augsburg.

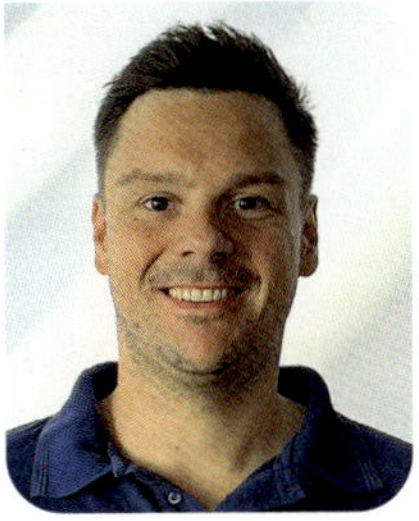

Raphael Boger hat Gesundheitsmanagement und Sportwissenschaft studiert. Er arbeitet als Sportwissenschaftler bei den Hessing Kliniken in der konservativen Klinik für Medizin. Sport und Bewegung spielen für ihn seit seiner Kindheit eine wichtige Rolle.

Stichwortverzeichnis

Bibliografische Information der Deutschen Nationalbibliothek
Die Deutsche Nationalbibliothek verzeichnet diese Publikation in der Deutschen Nationalbibliografie; detaillierte bibliografische Daten sind im Internet über dnb.d-nb.de abrufbar.

Programmplanung: Celestina Filbrandt
Projektmanagement: Manuela Hunfeld
Redaktion: Bettina Snowdon, Hamburg
Bildredaktion: Marie Crämer
Covergestaltung: © Thieme
Layout: CYCLUS · Visuelle Kommunikation, Stuttgart

Bildnachweis:
Covermotiv und Bild S. 3: Wirbelsäule © pikovit/stock.adobe.com – edited by Thieme. Restliche Bestandteile und Composing: © Thieme
Porträtbilder: Quellen: Hessing Stiftung Augsburg (Prof. Dr. med. Florian Geiger und Dr. med. Andreas Redder); © Prof. Dr. S. Klessinger (Prof. Dr. med. Stephan Klessinger); Raphael Boger (Raphael Boger)
Abbildungen S. 4, 6, 8, 48, 70: © pikovit/stock.adobe.com – edited and composed by Thieme; Bilder S. 25: Hessing Stiftung Augsburg; Bilder S. 43, 44 (unten), 45: Prof. Geiger, Hessing Stiftung; S. 47, 59: Prof. Klessinger, Neurochirurgie Biberach
Zeichnungen: Grafiken S. 27, 55, 61 und alle Übungsgrafiken: Christine Lackner, Ittlingen

Die abgebildeten Personen haben in keiner Weise etwas mit der Krankheit zu tun.

1. Auflage 2026

TRIAS Verlag in Georg Thieme Verlag KG
Oswald-Hesse-Straße 50, 70469 Stuttgart

Satz und Repro: Fotosatz Buck, Kumhausen
Druck: AZ Druck und Datentechnik GmbH, Kempten

Gedruckt auf chlorfrei gebleichtem Papier
Printed in Germany

ISBN 978-3-432-11774-4
eISBN (ePub) 978-3-432-11775-1

1 2 3 4 5 6

MIX
Papier | Fördert gute Waldnutzung
FSC
www.fsc.org
FSC® C008457

Wichtiger Hinweis: Wie jede Wissenschaft ist die Medizin ständigen Entwicklungen unterworfen. Forschung und klinische Erfahrung erweitern unsere Erkenntnisse. Ganz besonders gilt das für die Behandlung und die medikamentöse Therapie. Bei allen in diesem Werk erwähnten Dosierungen oder Applikationen, bei Rezepten und Übungsanleitungen, bei Empfehlungen und Tipps dürfen Sie darauf vertrauen: Autoren, Herausgeber und Verlag haben große Sorgfalt darauf verwandt, dass diese Angaben dem Wissensstand bei Fertigstellung des Werkes entsprechen. Rezepte werden gekocht und ausprobiert. Übungen und Übungsreihen haben sich in der Praxis erfolgreich bewährt. Eine Garantie kann jedoch nicht übernommen werden. Eine Haftung des Autors, des Verlags oder seiner Beauftragten für Personen-, Sach- oder Vermögensschäden ist ausgeschlossen.

Marken, geschäftliche Bezeichnungen oder Handelsnamen werden nicht in jedem Fall besonders kenntlich gemacht. Aus dem Fehlen eines solchen Hinweises kann nicht geschlossen werden, dass es sich um einen freien Handelsnamen handelt.

Wo datenschutzrechtlich erforderlich, wurden die Namen und weitere Daten von Personen redaktionell verändert (Tarnnamen). Dies ist grundsätzlich der Fall bei Patient*innen, ihren Angehörigen und Freund*innen, z. T. auch bei weiteren Personen, die z. B. in die Behandlung von Patient*innen eingebunden sind.

Thieme Publikationen streben nach einer fachlich korrekten und unmissverständlichen Sprache. Dabei lehnt Thieme jeden Sprachgebrauch ab, der Menschen beleidigt oder diskriminiert, beispielsweise aufgrund einer Herkunft, Behinderung oder eines Geschlechts. Thieme wendet sich zudem gleichermaßen an Menschen jeder Geschlechtsidentität. Die Thieme Rechtschreibkonvention nennt Autor*innen mittlerweile konkrete Beispiele, wie sie alle Lesenden gleichberechtigt ansprechen können. Die Ansprache aller Menschen ist ausdrücklich auch dort intendiert, wo im Text (etwa aus Gründen der Leseleichtigkeit, des Text-Umfangs oder des situativen Stil-Empfindens) z. B. nur ein generisches Maskulinum verwendet wird.

Unsere Umwelt ist uns wichtig!
Papier aus nachhaltigen und kontrollierten Quellen
Druck in Deutschland mit kurzen Lieferwegen
Druckereien mit hohen Ansprüchen an Ökologie

TRIAS, einer der führenden Ratgeberverlage im Bereich Gesundheit, gehört zur Thieme Gruppe, marktführender Anbieter medizinischer Fachinformationen und Services. Anspruch der Thieme Gruppe ist es, den im Gesundheitswesen tätigen Berufsgruppen sowie allen an Gesundheit Interessierten genau die Informationen und Angebote bereitzustellen, die sie in einer bestimmten Arbeitssituation oder Lebensphase benötigen. Durch die hohe Qualität und zielgruppenspezifische Relevanz der angebotenen Leistungen bereitet Thieme den Weg für eine bessere Medizin und mehr Gesundheit im Leben.

Thieme